LA SALUD A TUS PIES

JESÚS SERRANO

LA SALUD A TUS PIES

CÓMO CUIDARLOS Y ENTRENARLOS
PARA EVITAR ENFERMEDADES
Y VIVIR SIN DOLOR

Prólogo de Cristina Pedroche

HarperCollins

Editado por HarperCollins Ibérica, S. A.
Avenida de Burgos, 8B - Planta 18
28036 Madrid

La salud a tus pies. Cómo cuidarlos y entrenarlos para evitar enfermedades y vivir sin dolor

Diseño de cubierta: Pedro Viejo
Imagen de cubierta: Shutterstock
Ilustraciones de interiores: Carmen Serrano Cuevas
Foto de solapa: Diego Mateo
Maquetación: MT Color & Diseño, S. L.

ISBN: 978-84-1064-074-0
Depósito legal: M-15032-2024

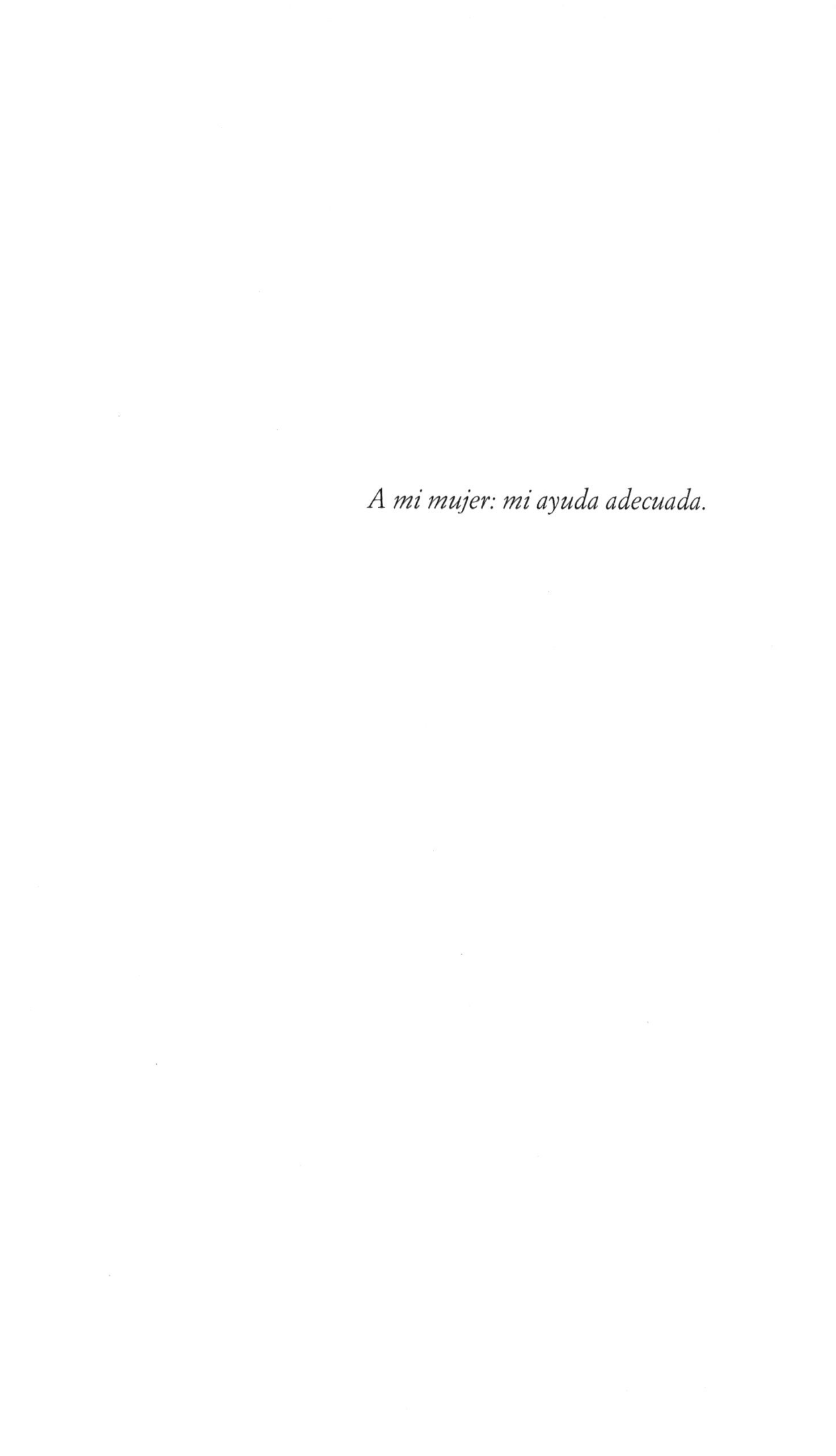

A mi mujer: mi ayuda adecuada.

ÍNDICE

Prólogo

Cuando Chus me contó que iba a escribir un libro, no le dejé ni terminar la frase. Le dije: «Yo te firmo el prólogo, lo que necesites, cuenta conmigo». No solo porque le quiero un montón como amigo, como persona y como profesional, sino porque creo que su mensaje es muy potente. Uso mi altavoz para que sea su altavoz; por eso en Instagram, en los programas de televisión y en las entrevistas hablo tanto de él, y de Neus y Rubens. Están haciendo mucho bien por la sociedad, porque cuando pisas mejor, como debería ser, y le devuelves a tu pie su forma natural, «pisas más fuerte», es decir, tienes otra actitud ante la vida.

Conocí a Chus en 2014 y desde el primer momento supe que era una persona especial. Soy muy deportista y siempre he intentado cuidarme muchísimo; en esa época practicaba *crossfit* y corría muchísimas carreras. Fue un amigo nutricionista que tenemos en común, Javi, quien, al ver que me lesionaba bastante, me recomendó acudir a Chus. Y me encantó; me enamoró su filosofía, su paciencia, su sonrisa, su saber estar, su profesionalidad...

Lo gracioso es que fue Chus quien me sugirió mis primeras plantillas. Los dos estábamos en Matrix, como él dice;

eran unas plantillas para correr, y después de un tiempo con ellas, el resultado fue sin más, ni a mejor ni a peor. Hablé de ello con él, que ya empezaba con la idea del calzado barefoot y de caminar descalzos. Al principio no me convenció; había oído que el zapato plano no es bueno, que hay que llevar un poquito de cuña y de amortiguación... ¡Madre mía, qué engañados estábamos!

Comencé a abanderar la causa de Chus porque creía firmemente en su mensaje, pero más adelante también por mi hija: ahora tiene once meses y no ha usado zapatos ni una sola vez; si le hago la gracia de ponerle unas zapatillitas, se las quita al instante, ¡las odia! Habrá un momento en el que necesite ir calzada, y entonces buscaremos los zapatos que nos recomienden Chus o Neus.

Me motiva pensar que si los adultos cambiamos nuestra mentalidad y todos utilizamos barefoot, los niños también los usarán y mi hija nunca me dirá al volver del cole: «Es que los demás llevan tales zapatillas y yo ando con estas que me dicen que son de payaso». A mí, a estas alturas de la vida, esos comentarios ya me dan lo mismo, la salud está por encima de la estética y de las tonterías que diga la gente, pero mi hija quizá no pueda entender tan claramente que un calzado estrecho le arrugará los dedos y le provocará juanetes.

Mi historia con el barefoot nace de una forma tan simple como que un día me di un golpe en el pie y, de repente, me salió un principio de juanete. No era una cosa exagerada, pero me dolía muchísimo. Mi primera reacción fue acercarme a ver a Chus:

—Pues sí, esto es un principio de juanete —confirmó.

Empecé a asustarme: «Van a tener que operarme, qué horror, voy a tener que estar parada un tiempo sin poder hacer deporte...». Con la urgencia, decidí encargarme en una clínica muy famosa otras plantillas que había oído que eran buenísimas, a pesar de que mi cabeza ya había hecho clic con el tema barefoot. Como soy una persona superdisciplinada, que va a muerte cuando le dicen que haga una cosa, no me quité las plantillas ni un segundo durante dos o tres meses. Entonces volví a la clínica para una revisión:

—Me gustaría saber si he mejorado aunque el dolor no se me quita —les expliqué.

—Bueno, pero es que esto de las plantillas ya es para siempre...

—¡¿Cómo que para siempre?! No, no, mándame deberes, dime algunos ejercicios que me puedan venir bien...

—A ver, tarde o temprano te tendremos que operar.

He enseñado alguna vez mi pie y, francamente, no está para operarlo. Se trata solo de un principio de juanete, como que el huesecito se marca un poco. Así que, claro, regresé a Chus. Le conté lo que había pasado, lo de la operación; su respuesta fue: «Prueba estas zapatillas». Primero, diez minutos al día; luego, media hora; más adelante, una hora entera. Acabé incorporándolas incluso a mi rutina de correr —porque entonces corría; ahora estoy cuidándome bastante el suelo pélvico porque todavía no está recuperado del todo tras el parto y aún no he vuelto a practicar—. Era maravilloso.

Debo reconocer que soy una apasionada de la moda y que me encantan los tacones. He sido superconsumidora de zapatos estrechos y una loca de la idea de que «cuanto más pequeño y fino se vea el pie, mejor». ¡Todavía tengo en casa unas botas de la talla 36 de la época en la que mi pie era del 37 o el 38! A las mujeres nos han colado esta tontería porque vivimos en un mundo machista. No conozco a ningún chico que piense: «Ay, no, yo uso un 43, pero voy a comprarme un 41, que me queda más mono».

Con el calzado ocurre como con la comida: lo fundamental es hacer las cosas bien la mayor parte del tiempo. No pasa nada porque una tarde te comas un helado o un bollo, de la misma manera que no pasa nada porque un día te pongas zapatos estrechos media hora; luego te dolerán los pies, igual que te dolerá la tripa si comes guarrerías. Lo importante es que, al llegar a casa, vuelvas a tu vida normal y te descalces.

Me gustaría que las firmas de moda viesen que la estética no es incompatible con la salud. Cuando empecé con el barefoot, le comentaba a Chus: «Madre mía, dónde nos estamos metiendo, qué es esto tan feo». Y ahora me flipa, me parecen preciosas. No siento vergüenza cuando la gente me pregunta por mis zapatillas minimalistas con *fingers*, al contrario, les respondo orgullosa: «Porque una vez que lo haces y observas que se acabó el dolor de rodilla o de espalda no quieres otra cosa».

Ya he comentado que antes usaba un 37 o un 38. ¡Ahora uso un 40! ¿No es absurdo que me empeñara en usar una talla que no era la mía?

No me arrepiento de nada en la vida porque creo que todo te enseña y te ayuda a construirte como persona, pero me da rabia no haber descubierto antes este mundo. Por eso insisto tanto con sus beneficios; la gente los nota rapidísimo.

Hoy solo siento dolor si estoy con calzado estrecho o tacones más de la cuenta, y eso significa más de diez o quince minutos. Me los pongo en la tele, para los bailes en el pasillo de *Zapeando*, en sesiones de fotos o para un *story*, pero me bajo enseguida. De hecho, me los quito cuando estoy sentada, con lo que no los llevo casi nada de tiempo en el trabajo. Y en mi vida privada siempre con calzado respetuoso o descalza.

Me gusta haber podido participar en este libro contando mi historia para que quizás otros se animen a salir de Matrix.

Eso sí, una vez lo pruebes, tendrás que tirar todo tu calzado antiguo, porque ya no habrá vuelta atrás.

CRISTINA PEDROCHE

Introducción
Los pies: una extensión de nuestra identidad

He tenido la suerte en mi vida de poder asistir a cuatro de los cinco partos que ha tenido mi mujer. Momentos ilusionantes, a la vez que tensos y emocionalmente arrolladores. Ver asomar la cabeza de tu hijo es maravilloso, y no puedes ocultar la inmensa alegría que sientes al descubrirle por fin la carita tras casi diez meses de espera. El paso siguiente es que aparezca uno de sus hombros, y, en cuanto sale parte del tronco, el bebé se precipita fuera del cuerpo de su madre en uno o dos segundos como mucho... ¡Impresionante! Y la alegría plena llega cuando, después de tres o cuatro palmaditas y empujones, se oye el más que esperado llanto, que no es otra cosa que un grito que significa: «Aquí estoy, sano y fuerte».

La carita es lo primero que nos quedamos mirando los padres ensimismados: los ojos, la nariz, la boca, las orejillas —a veces un poco plegadas y llenas de lanugo—. Y la lengua, que asoma tímidamente entre los labios... Todo esto, acompañado de un color de piel un poco amoratado que deja paso al tono rojizo de la sangre oxigenada conforme esta riega su fina piel.

Y nos vamos a las manos. Arrugaditas y un poco cerradas en cuanto el bebé se queda dormido encima del pecho de su madre. Se aprecian las uñas, un poco largas, pero blanditas tras muchos meses sumergidas en agua... Después de las manos, siempre me han llamado la atención los pies. Los pies de los recién nacidos son verdaderas maravillas de la naturaleza, pequeñas joyas que nos recuerdan la grandeza de la vida en su forma más pura. Cuando observamos esos diminutos pies, de apenas unos centímetros de longitud, no podemos evitar sentir una profunda admiración por su delicadeza y, a la vez, su increíble capacidad para llevar a cabo la tarea que les ha sido encomendada. Muy afiladitos en el talón y con una movilidad de dedos pocas veces vista: los cierra del todo en un segundo o los abre con fuerza tras el leve roce de una esquinita de la sábana...

Esos pies, suaves y arrugados, aún sin experimentar el peso del mundo, representan un comienzo, un punto de partida en el viaje de una vida. Son la promesa de aventuras por descubrir, de pasos que se darán por caminos inexplorados y huellas que dejarán una marca única. La pureza y la simplicidad de los pies de un recién nacido nos conectan con la esencia misma de la existencia.

¿Sabías que el arco de los pies de los recién nacidos está sin formar? ¡Todos los bebés tienen pie plano! ¿Significa esto que vienen defectuosos de fábrica? ¿Necesitan algo para que se desarrolle correctamente? Una parte del estudio que hacen los pediatras a los bebés es en el pie: poseen una gran sensibilidad, y de su salud van a depender su movilidad, su crecimiento y su autonomía. El reflejo de Babinski y el reflejo plantar son dos test importantísimos que deben darse en los primeros meses de vida y que tienen que desaparecer en el momento adecuado. Si no es así, indican que hay un grave problema en el sistema nervioso central. ¡Desde el pie se evalúa el cerebro! Existen importantes conexiones neurológicas que deben permanecer sanas toda la vida.

Y llega ese momento en el que un bebé se pone de pie por primera vez. Cada paso que da es un logro, una conquista que abre un mundo de posibilidades. Los pies son los cimientos sobre los que se construye todo el edificio de la vida humana. ¿Tiene sentido encerrarlos y aislarlos del mundo? ¿Cuántas plantas enferman porque la maceta en la que se las ha puesto es demasiado pequeña? Las raíces necesitan profundizar y expandirse. Si no es así, el viento o la escasez de agua matarán la planta. ¿Unos pies encerrados en un calzado pueden desempeñar al cien por cien la función para la que han sido creados?

A medida que crecemos, los pies se convierten en una parte esencial de nuestra postura y nuestro equilibrio. Mantienen el cuerpo en posición vertical, lo que nos permite explorar el mundo que nos rodea de manera activa y enriquecedora. La forma en que caminamos, corremos y nos movemos está intrínsecamente relacionada con la salud y la funcionalidad de nuestros pies. Incluso las emociones a menudo se reflejan en la forma en que pisamos: la confianza, la alegría, la determinación o la timidez se manifiestan en nuestros movimientos.

El pie humano es una estructura compleja compuesta por veintiséis huesos, treinta y tres articulaciones y más de cien músculos, tendones y ligamentos que trabajan en conjunto para proporcionar soporte, movilidad y equilibrio. Los arcos plantares —los longitudinales y el transversal— contribuyen a la elasticidad y la absorción de impactos. Los músculos intrínsecos y extrínsecos permiten la flexión, la extensión y el movimiento lateral del pie. La planta presenta almohadillas que proporcionan amortiguación y protección. Las uñas de los dedos protegen las puntas, y las terminaciones nerviosas del pie son esenciales para la sensación y la coordinación. La compleja anatomía del pie no solo desempeña un papel fundamental en la locomoción y el mantenimiento del equilibrio, sino que también es crucial para la capacidad sensorial, lo que nos permite sentir y adaptarnos al entorno.

A lo largo de este libro, exploraremos cómo la importancia de los pies trasciende su función puramente física. Son una extensión de nuestra identidad y una herramienta para comunicar nuestro estado emocional. Descubriremos que su cuidado es esencial para mantener una postura saludable y prevenir problemas musculares y óseos y observaremos que los pies están vinculados a la salud mental y emocional, ya que influyen en la forma en que experimentamos el mundo y expresamos lo que sentimos.

Quiero resaltar, antes de entrar en materia, el enfoque del presente libro. Todos los lectores tendrán en la cabeza que, por tradición, las patologías del pie se tratan con plantillas, siliconas y otras correcciones dentro de zapatos convencionales: si el pie os duele, os colocan elementos para modificar apoyos y eliminar las molestias. Es una opción válida con la que dejé de comulgar hace tiempo. Ya iréis observando, capítulo a capítulo, mi concepción acerca del pie, muy distinta de esta visión más comúnmente aceptada. La libertad y el entrenamiento se acercan mucho más a mi postura y a mi forma de entender y trabajar las lesiones en general y las del pie en particular. El pie es una parte del cuerpo entrenable y así debe ser tratada, ¡como el resto del cuerpo! De hecho, resulta casi más importante, pues es el punto de contacto con el suelo. Si dicho contacto está débil y enfermo, toda la maquinaria se ve afectada. Vamos a desarrollar esta maravillosa forma de afrontar las patologías del pie y el calzado que debemos usar.

Por último, al final de cada capítulo encontraremos un Podocheck, es decir, un ejercicio que podréis practicar en cualquier parte y que os ayudará a evaluar la salud de vuestros pies y a activarlos, moverlos y ponerlos en forma. Porque, aunque seguramente no os lo hayan contado nunca, los pies se entrenan. Espero que disfrutéis en el proceso y que, poco a poco, seamos cada vez más quienes abracemos el descalcismo.

¡Descalzaos y empezad a leer! ¡Comenzamos!

1
DESCUBRIENDO EL PIE DESCALZO

Desde muy pequeño me gusta el deporte. Tengo recuerdos de las pruebas del equipo de fútbol sala del colegio. ¡Me hizo una ilusión tremenda que me seleccionaran! Hasta entonces era uno más de los treinta niños que perseguían el balón como pollo sin cabeza por el campo de futbito. Vestir la elástica del colegio Aldovea era lo máximo. Jugábamos en canchas municipales de Alcobendas todos los sábados con aquellas zapatillas con puntera estrecha y redondeada, con protecciones específicas para pegarle con las uñas de los dedos y que la diminuta pelota saliera como un misil:

—¡No vale *trallonar!* —decíamos.

Porque, si la enganchabas bien, esa bola dolía.

Yo corría como un demonio. Era de los más rápidos de mi clase, si no el más rápido. Esas eran mis principales cualidades en el fútbol: la explosividad y la velocidad punta. Estaba deseando que el delantero del equipo contrario echase a correr para salir con él y ganarle en el esprint. De hecho, gané las primeras carreras del *cross* de mi colegio porque eran de distancias cortas. La cosa se complicaba cuando había que aguantar varios kilómetros; no se me daba mal pero no arrasaba. También jugaba al tenis, pues mis padres me obligaban a recibir clases con mi hermano mayor. Me moría de la pereza al salir en invierno, con el frío, pero luego lo agradecí: apareció el pádel en España y los que jugábamos al tenis sabíamos algo de darle a la pelota. ¡Era como jugar a las palas con paredes!

A mi colegio se iba con uniforme. Los últimos cursos, con castellanos negros. Los primeros días llevábamos un paquete de tiritas porque los zapatos estaban duros como una piedra. ¡Era lo que tocaba! Nadie se planteaba otra cosa: había que sufrir, ¡punto! Qué gustazo ponerse zapatillas para salir al recreo. Ese cambio era glorioso. Pasábamos a un calzado más flexible y más ancho. Y a jugar al fútbol, al baloncesto o a perseguirse por el amplio patio del cole.

Luego llegó la universidad. Empecé Ingeniería Industrial porque me apasionaban los coches en esa época: corría 1998, tenía dieciocho años y no se me escapaba la cilindrada de ningún coche del mercado. ¡Me encantaban! Pero el tercer día de clase, tras varios coincidiendo con un amigo matriculado en Educación Física, vi claro que me había equivocado. Que los coches estaban muy bien, pero que el deporte era lo que me llenaba de verdad. Así que estudié durante ese curso una ingeniería muy difícil sin ninguna intención de continuar. ¡Hasta perdí el pelo del mal trago! Obviamente, la genética paterna ayudó, pero los mechones en la almohada eran diarios. Así que, a mitad de curso, comencé a prepararme las pruebas de acceso al Instituto Nacional de Educación Física, el INEF. Suspendí todas las asignaturas de ingeniería, pero pasé con creces las pruebas físicas. ¡Menudo cambio de carrera! ¡Todo el día haciendo deporte! Bueno, casi todo el día, pues también teníamos materias teóricas: Anatomía, Fisiología, Psicología... Fueron cinco años muy divertidos. Rodeado de buena gente. Íbamos en chándal a clase, siempre con calzado deportivo ancho. Las zapatillas de *running* se llevaban para casi todo. Eran ligeras, cómodas, amortiguadas. Eso sí, nadie nos habló del calzado en toda la carrera.

Una de las asignaturas era Biomecánica. Me encantó, conservo muy buen recuerdo. Aprendimos mucho gracias al profesor y aún más gracias a los manuales que seguíamos, sobre todo, el Kapandji. ¡Una maravilla de libro! Lo llamábamos así por el apellido de su autor, pero en realidad eran tres tomos titulados *Fisiología articular (I, II* y *III).* Una pasada de conocimiento con imágenes muy gráficas y detalladas. Mostraba las estructuras que tiene el cuerpo humano perfectamente diseñadas para el movimiento: bailarinas saltando en las que resaltaban los ángulos de movilidad de las caderas, corredores donde se analizaba la postura... En concreto, recuerdo que el pie lo asemejaban a las bóvedas de una iglesia, con dos arcos longitudinales y uno transversal. Al mismo tiempo, en el atlas de anatomía estudiábamos los dedos de los pies perfectamente alineados a continuación de los metatarsos.

Existen muchas mentes que cambiar
aún y muchos planes de estudio que modificar
en las carreras que tocan el pie.

Al terminar INEF, quise dedicarme al mundo de la recuperación de lesiones, pero haber estudiado solo Educación Física me limitaba demasiado, pues ni siquiera era considerado personal sanitario. Tenía que hacer Fisioterapia. Y allá que fui: otros tres años de clases con mucha práctica. En estas se utilizaban los famosos zuecos blancos con puntitos —jamás he entendido la razón de los mismos—. Lo mejor era la transpiración y que te los quitabas rápido, pero resultaban duros como una piedra, con suelas gordísimas, y tampoco eran tan anchos. De hecho, en los hospitales cada vez se ven menos y se observan más zapatillas de deporte. Alguien hizo un buen negocio en esa época con los zuecos.

En la carrera de Fisioterapia, se habló en alguna ocasión de lesiones en los pies: algo de fascitis, tendinitis de Aquiles y esguinces. Sin embargo, las lesiones posturales o estructurales se las dejábamos por entero a los podólogos. Siendo nosotros los expertos en tratamiento con el movimiento, pensábamos que ahí no podíamos hacer nada. Es como si se asumiera que la gente es pronadora o supinadora y solo una plantilla dentro de un zapato convencional pudiera ser la solución. La gran pena es que esto, a día de hoy, sigue igual. Nos hemos creído a fondo que los zapatos son así y que no pueden ser de otra manera, que no es posible actuar sobre los pies. Existen muchas mentes que cambiar aún y muchos planes de estudio que modificar en las carreras que tocan el pie.

Tuve la oportunidad de trabajar en la clínica que había en el antiguo estadio Vicente Calderón. La ubicación y el prestigio del Atlético de Madrid eran para mí muy ilusionantes.

Aunque estaba ligada al club, no se trataba allí directamente a los jugadores, era una clínica para todos los públicos. Había médicos, fisioterapeutas, podólogos, nutricionistas, dentistas... Yo entré a montar el departamento de Readaptación de Lesionados de la mano del doctor José María Villalón, que era el jefe de los Servicios Médicos del equipo. Pasaba consulta con él todas las semanas y me derivaba pacientes para que los entrenara en el gimnasio. La verdad es que empecé poco a poco y acabé con la agenda llena en unos meses. Se trabajaba bien, había buen ambiente y mucha afluencia de público. También contábamos con podólogo, así que cualquier alteración de la marcha iba para él, como el estudio de la pisada y las plantillas dentro de las zapatillas *buenas* convencionales. Yo ahí no me metía: entrenaba a mis pacientes con las zapatillas que trajeran.

Tras esa época, ya con la carrera de Fisioterapia acabada, me desempeñé en varios centros. Mi forma de trabajar era la misma: algo de camilla, mucha fisioterapia ecoguiada e invasiva y trabajo físico. En aquellos años hice el máster de Fisioterapia Invasiva: te vuelves un poco loco de las agujas, ¡todo lo pinchas! Y es cierto que van muy bien para muchas cosas, pero creo que todavía se abusa de pretender curar todo con agujas y distintos tipos de corrientes.

Mi formación en actividad física y mis primeros pasos en este mundo tratándolo todo con ejercicio terapéutico siempre me han llevado a afrontar mi trabajo desde el movimiento: el ser humano necesita estímulos dinámicos. ¡En todas las partes del cuerpo! Por eso me quedaba pendiente la asignatura de mover más los pies de los pacientes. De ver la importancia real del pie y su relación con el resto de las estructuras. Entrenaba mucho con ellos, pero siempre calzados o con calcetines convencionales, que tienen el gran defecto de limitar en parte el movimiento de los dedos.

En mi vida he llevado dos pares de plantillas. Recuerdo que mi pie derecho pronaba demasiado y sufría un dolor muy agudo que me impedía casi hasta andar después de jugar al fútbol (pronar el pie es lo que ocurre cuando tu pie hace un giro hacia dentro al caminar o al correr, de modo que el interior del pie se inclina hacia abajo y el exterior se eleva. Se hunde el puente, por así decirlo). Las primeras plantillas —para el fútbol y la vida diaria— fueron mano de santo; eran durísimas y corregían el problema. Sin embargo, al cabo de unas semanas empecé con una fascitis tremenda. Con el tiempo he entendido la razón de esta: me eliminó radicalmente la cualidad de pronar. Y pronar es bueno. Es una de las formas que tiene el cuerpo de absorber los impactos, y la plantilla tan rígida lo impedía. Eso sí, al menos me permitía jugar con dolor en el talón y sin dolor en el maléolo tibial.

Las segundas plantillas comencé a usarlas el año en que me dio por correr, y, claro, a los pocos meses o incluso semanas empecé con dolor en los metatarsos y con el antiguo dolor de mi época de futbolero. ¡Otra vez debajo del maléolo tibial de mi pierna derecha! Ya se veía que había algo que funcionaba mal en mi pie derecho. Me puse las plantillas y, otra vez, mano de santo:

—¡Ningún dolor en el pie! Esto de las plantillas es maravilloso —pensaba yo.

El calzado respetuoso minimalista

Como he dicho antes, siempre me ha gustado entrenar las cosas que duelen. Y empezaba a entender que, si mi pie dolía al correr, era porque algo funcionaba mal: la movilidad del tobillo o los dedos, algún músculo estabilizador... Al mismo tiempo, comencé a leer mucho acerca del calzado respetuoso, minimalista o barefoot. Calzado con forma de pie, plano y blando. Tenía sentido entrenar el pie y no encerrarlo en un zapato no anatómico, ya que esto solo serviría para atrofiarlo de nuevo, al igual que, si entreno un bíceps del brazo, no conviene después encerrarlo dentro de una escayola, pues va a volver a debilitarse. ¡Parecía la combinación perfecta! Entreno el pie y lo sigo moviendo dentro de un calzado que permita su máximo estímulo —sentir el suelo, el relieve, las piedrecitas, un pequeño obstáculo...— y que sea mi musculatura la que trabaje en todo momento, adaptando, estabilizando y controlando el movimiento. Como hace el pie desnudo de un bebé cuando empieza a caminar por casa: aprende a adaptarse a la nueva situación.

—¡Me voy a comprar un calzado barefoot! —dije. Y me lo compré de una marca china barata con la que empieza mucha gente en este mundo. ¡Qué comodidad! ¡Era como ir en calcetines todo el día!

De aquella época recuerdo la sensación de salir a la calle con el nuevo calzado. Sentir la dureza de la acera y del asfalto y pensar que se iba a romper algo en mi pie. ¡Qué raro!, a la par que cómodo. Y otra cosa que recuerdo es el dolor de talones los primeros días: doce horas de consulta en suelo firme te hacía acabar con ellos muy doloridos. Entendí que era normal. Trabajaba con ellas, practicaba *crossfit* con ellas y el fin de semana lo pasaba con un calzado convencional que cada vez toleraba menos. Comprendí que toda la fuerza, amplitud y movilidad adquiridas de lunes a viernes las perdía con los calzados tradicionales. Así que empecé a comprarme calzado de calle. Y, cuando decides eso, ya no hay vuelta atrás: ya no quieres que nada te apriete. Que nada te roce. No quieres el drop (la diferencia de altura entre el talón y la punta) y solo piensas en descalzarte y sentirte cómodo y libre. De hecho, dejas de tener la necesidad de descalzarte al llegar a casa porque... ¡ya vas descalzo!

En casa mi mujer lo fue encajando con buenos ojos, pues es un poco *shock* ver a tu marido con pies de pato todo el tiempo. El canon de estética hoy en día es de puntera estrecha, y, si no acaba en punta, es porque hablamos de una bota de invierno tosca. A todo esto, la familia solía ir descalza en casa, y fueron entrando algunos modelos barefoot para sus integrantes. El resto acabó normalizando la nueva frikada de Chus (así me llama casi todo el mundo) y mis amigos no tardaron en interesarse por esta corriente. Soy el sanitario del grupo, algo de razón debo de tener...

Quiero destacar lo que fue ocurriendo en las sesiones de *crossfit* con una enorme normalidad. El *crossfit* es un programa de acondicionamiento físico que combina levantamiento de pesas, ejercicios cardiovasculares, gimnasia y otros elementos. Está basado en un modelo de entrenamiento de los marines estadounidenses. Vamos, es un tipo de entrenamiento muy exigente. Pues bien, empecé a entrenarme con las zapatillas chinas, que a nadie dejan indiferente: se trata de un calzado tres veces más barato que el que venden para *crossfit,* y, además, el fisio del *box* decía que es mejor para entrenar toda la musculatura del pie. Completaba así los entrenos e incluso los pequeños tramos de carrera entre ejercicio y ejercicio. La cuerda comencé a subirla sin usar las piernas, ya que el calzado es como un calcetín y la soga hace mucho daño, y los saltos de comba y a cajón los realizaba sin amortiguación alguna, ¡y cada vez mejor! Los compañeros me miraban y me preguntaban:

—¿No te rompes nada, así, sin amortiguación?

Y se fueron contagiando... Cada vez se veía a más gente con esas zapatillas baratas que conseguían que los pies estuviesen más sanos y fuertes. Yo mismo regalaba algunos modelos a los profesores y a los compañeros, y la gente se acabó enganchando. Ya es raro que no haya nadie con barefoot en mi *box.*

A los pocos meses comencé a correr distancias más largas. Primero, acompañando a mis hijas —ellas, en bici— y, luego, por mi cuenta. Fue en ese momento cuando me di cuenta de que hay que entrenar descalzo y con separadores en los dedos para separarlos un poco más. Así que me encontré descalzo en casa y en los entrenamientos, corriendo y trabajando con las chinas y viviendo con barefoot el resto de mi vida. Es decir, con mi pie 24/7 trabajando descalzo. ¡Qué maravilla! Sin plantillas, sin drop, sin amortiguación y, sobre todo, sin puntera estrecha.

Debo destacar que, tiempo antes del *crossfit,* había dejado el fútbol porque me dolía mucho la cadera derecha.

Desesperado, me hicieron una resonancia con contraste y me diagnosticaron artrosis incipiente de cadera y observaron que el menisco (se llama labrum en la cadera) de la misma estaba roto. Acababa cojo perdido los partidos, y eso me tenía limitado el resto de la semana. Poco antes me había roto el ligamento cruzado anterior de la misma pierna. Vamos, que mi pierna derecha era un auténtico cuadro. Qué curioso que fuera la que siempre había necesitado sujeción con plantilla. El traumatólogo que me llevaba era el jefe de la Unidad de Cadera de un importante hospital de Madrid, y me dijo que me olvidara de todo deporte de impacto. Que muscular e hiciera bici. Como les pasa a muchos pacientes, me vine un poco abajo: ¡me encantaban el fútbol y el pádel!, correr y saltar, en definitiva, porque siempre he sido movidito. Me quedé con la sensación de ser anciano a los treinta años. ¡Un bajonazo! Así que me aficioné al gimnasio y a la bici. Con eso, la verdad es que la cadera casi no me molestaba. A los pocos meses, vino mi profesor de *crossfit* a presentarme el *box* que estaba abriendo entonces. Me lo contó y le dije que igual iba más adelante. Que no me atrevía con mi pierna maltrecha. Pero, al poco, fui, pues el gimnasio se me hacía duro. Probé y repetí. Más bien, me vicié, y no tardé en pasar por allí cinco o seis días a la semana. ¡Me encontraba de maravilla! Eso sí, la cadera me molestaba cuando había más carrera de lo normal, aunque cada vez menos, he de decir: bajé algo de grasa, pero aumenté entre 7 y 8 kilos de masa muscular. ¡Me puse hecho un bicho!

Y llegó una prueba de fuego, que fue correr una carrera de diez kilómetros. Cristina Pedroche, famosa presentadora de televisión y paciente mía desde hace años, me lio para participar en la carrera de Ponle Freno en Madrid. Nunca había corrido esa distancia, y menos después de mi prohibición médica del deporte de impacto. ¡Pensaba que mi cadera saldría volando! Pues la corrí perfectamente, sin casi molestias. ¡Es alucinante lo que el trabajo de fuerza es capaz de hacer! Y me aficioné al *running*. Corrí en dos años muchas carreras de 10 000 metros, media maratón y alguna prueba de montaña. Y con calzado convencional: puntera estrecha, amortiguado y drop.

> Lo ideal no es llevar el pie dentro de un molde que no deja sentir la riqueza del entorno. Es precisamente el exterior lo que reta al pie a trabajar en cada paso.

Entonces, todo cuadró. Mis lesiones las explica mi pie derecho: el ligero juanete, la tendencia a pronar más que el contrario y la flexión dorsal de tobillo limitada. Entender esto ha sido crucial para abrazar la cultura de ir descalzo y con el calzado con forma de pie. Las plantillas y el drop corregían de forma pasiva la excesiva caída de mi puente y la falta de movilidad de tobillo, pero era solo de forma parcial. Durante parte del día, no iba con la plantilla: en casa, con ciertos zapatos, en verano... La solución, además de parcial, no corregía la activación muscular de ciertas estructuras, y, por lo tanto, mi pie no podía estar fuerte nunca. Necesitaba una solución completa y a largo plazo. Por eso, la idea de funcionar descalzo y con zapatillas que imitaran ir descalzo todo el tiempo me convencía por completo: el juanete se corrige dentro de un zapato que no lo vuelve a deformar, el puente se activa —y dicha activación se conserva en cada paso del día— y la movilidad del tobillo se ejercita, y, al ir plano, se mantiene sola a diario. Aparte de esto —y casi lo más importante—, mi sistema nervioso trabaja continuamente sintiendo cada piedrecita, cada erosión del terreno, la dureza del mismo, un palo, una raíz y hasta, en algunos casos, la temperatura. ¡Cada paso aporta! Todo apoyo es entrenamiento. Lo ideal no es llevar el pie dentro de un molde que no deja sentir la riqueza del entorno. Es precisamente el exterior lo que reta al pie a trabajar en cada paso.

Y así llegué a sentir la necesidad de dejar al pie ser pie. Y la de empezar a aplicar esta filosofía con los pacientes. «Esta lesión te viene por el juanete», les decía. Muchos no te creen. Piensan que eres un exagerado. Ha sido el paso del tiempo, el efecto de las redes sociales, la aparición de más estudios y más divulgación lo que ha ido dándome fuerza en mis argumentos. Creo que ahora hablo con una autoridad distinta. La de haberlo probado en mis propias carnes y en la de cientos de pacientes que pasan por la clínica y de seguidores de Instagram. A lo largo del libro aparecerán anécdotas que lo refuerzan.

Qué asombroso esto del pie, tan distinto a lo escuchado durante años. Pero es de sentido común dejar al pie total libertad para que cada estructura trabaje para lo que ha sido creada.

Podocheck 1

Ahora que hemos llegado al final del primer capítulo, animo a los lectores a revisar su armario zapatero. ¿Algún zapato con forma de pie? Si con algún modelo tenéis dudas, sacad la plantilla de dentro y pisadla con el pie descalzo y con los dedos bien abiertos. ¿Cabe? Me atrevería a asegurar que en casi ninguno ocurrirá. Todos o la inmensa mayoría de vuestros zapatos os están atrofiando y deformando pies y dedos. ¡Le están impidiendo al pie ser pie!

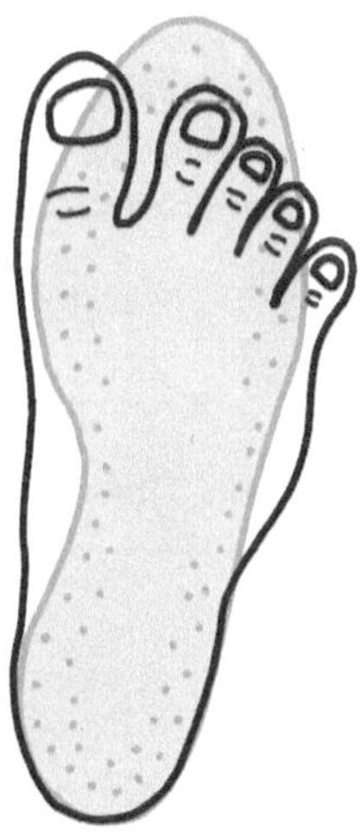

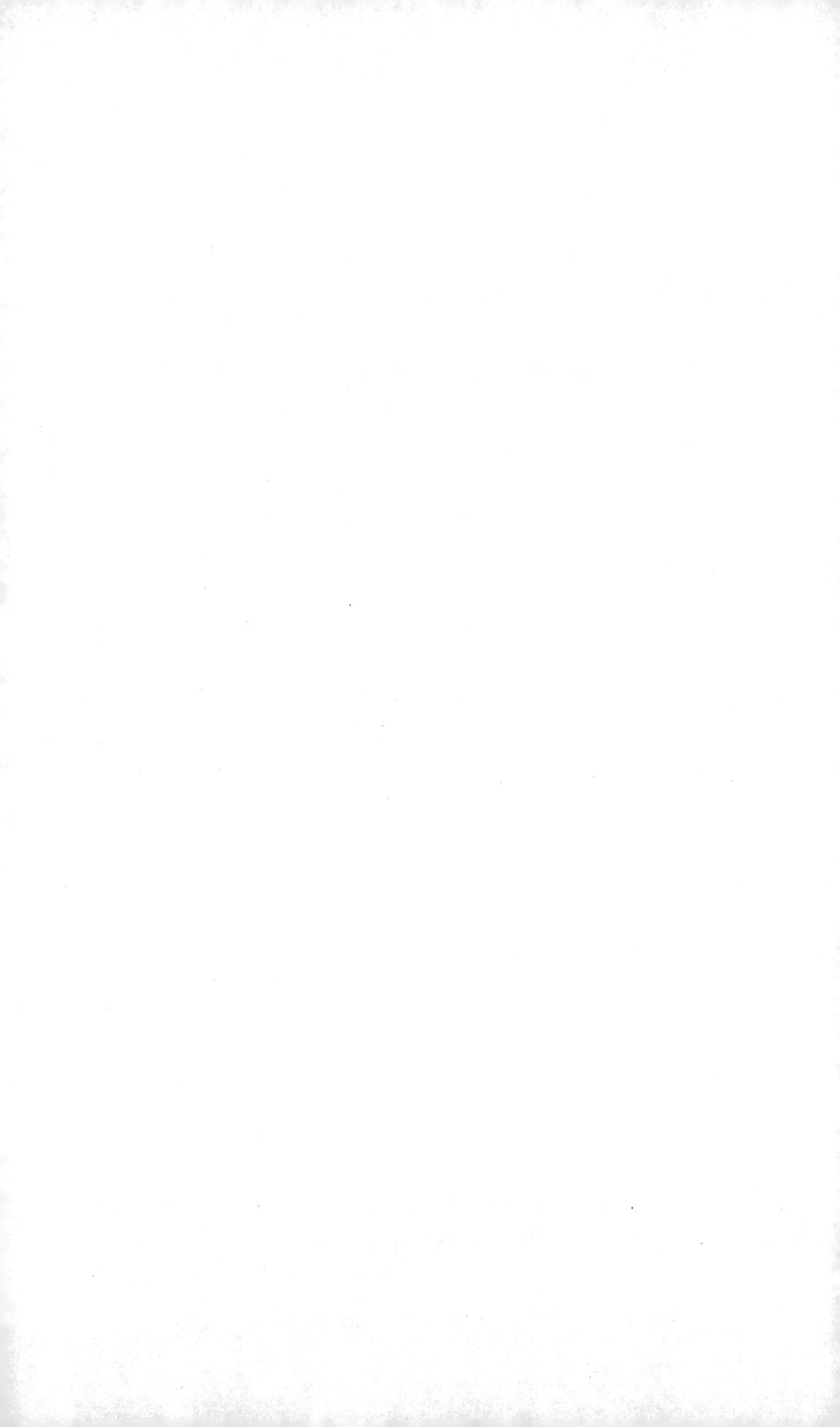

2
LA CAUSA: LA RELACIÓN CON EL RESTO DEL CUERPO

Una de las cosas que más me sorprende de la medicina tradicional y que más critico es el tratamiento de los síntomas sin importar mucho la causa. Quizá porque simplemente es más compleja o porque realmente no interesa atajarla. Suelo poner el ejemplo de una puerta vieja, ligeramente descolgada y que chirría. Lo que nos molesta, el síntoma, sería ese ruido estridente al abrirla o cerrarla. Pues bien, la medicina convencional se limitaría a echar tres en uno en sus goznes.

—¡Qué maravilla!, ya no suena —diríamos.

Y, a los pocos días, volvería el dichoso sonido. ¿No sería mejor ajustar bien las bisagras de la puerta y, después, atornillar? Esa es la medicina que me gustaría. La forma de trabajar que me gusta aplicar. A veces es difícil, pero creo que los pacientes deben de irse con la sensación de que en consulta se les atajará el problema de raíz.

El caso de Conchita la bailarina

Hace unos años acudió a mi consulta una pareja de edad avanzada. La citada era la mujer, ya que en mi agenda estaba el nombre de Concha. No obstante, desde el principio solo hablaba el señor. Ella sonreía levemente y de vez en cuando me miraba y asentía. El hombre me contaba que su esposa llevaba semanas con dolores terroríficos en las lumbares y nada ni nadie se los aliviaba. Hasta lloraba del dolor y se quedaba agarrada a las columnas por miedo a moverse. Al terminar su relato, el caballero me dejó con su mujer y me dijo que la esperaba fuera, en la salita.

«¡Conchita, vamos a explorarla!», le comenté. Primero de pie y luego tumbada, la exploré como hago con todos los pacientes. Era de pocas palabras, pero obedecía a mis indicaciones con mucho dolor y encorvada a más no poder. El dolor era ostensible. Empecé a tratarla en la camilla y, cuando llevaba diez o quince minutos, me dijo sobresaltada:

—¡Bueno, ya está! ¡Hemos acabado!

Me asusté porque pensé que algo la había molestado. Mientras se levantaba, le aconsejé pequeños ejercicios y la conveniencia de verla en unos días. Se vistió con gesto de mucho dolor. Mi cara era de agobio por la tensión de la situación, pero ella no parecía inmutarse. ¡Todo muy raro! Al salir le expliqué al marido lo que habíamos hecho y reservamos cita para dos días después. Pensaba que la anularían por el supuesto enfado de ella.

Yo me quedé preocupado y decidí examinar el historial de Conchita en otros departamentos de la clínica, porque, desde Traumatología, me la habían derivado como paciente con lumbalgia mecánica. Encontré un pequeño apunte en Medicina General que decía: «Déficit cognitivo». ¡Eso parecía explicarlo todo! Había algo en su cabeza que no funcionaba bien.

A los dos días, para mi sorpresa, la pareja apareció en la consulta. Acompañé a Conchita a mi sala y salí a hablar con su marido: le pregunté si estaba diagnosticada de algo y contestó que tenía alzhéimer. Aquello lo explicaba definitivamente. Entré a tratar de nuevo a su mujer, que me hizo lo mismo que la primera vez: se levantó a los quince minutos. Era realmente difícil trabajar con ella. Además, no había mejorado nada: seguía muy dolorida, coja y encorvada.

Vino un tercer día, y fue cuando se encendió la bombilla. En cuanto la tumbé, comprendí que el método de siempre no iba a funcionar, así que, antes de que se levantara sobresaltada por sí misma a los quince minutos, decidí pedirle que se pusiese de pie.

—Conchita, vamos a bailar —le dije.

No sé por qué se me ocurrió aquello, no soy nada bailarín. El caso es que, en ese momento, Conchita se levantó y empezó a bailar, mientras yo tarareaba una canción y batía palmas. Erguida, sonriente y sin ninguna señal de cojera ni de dolor. ¡Me quedé alucinado! Fui corriendo a avisar a su marido: cuando entró en la sala, no daba crédito y me abrazó llorando de la emoción. Pensó que había recurrido a una técnica nueva o a una manipulación habilidosa. Pero nada más lejos de la realidad: ¡simplemente la había invitado a bailar!

A los pocos días, regresaron de nuevo porque ella había recaído. Es más, volvieron tres o cuatro veces más. Mi tratamiento siempre consistió en hacerla bailar. Bailaba perfectamente y sin dolor. ¡No podía tener ningún problema mecánico en su espalda! La causa del dolor era su alzhéimer. Su marido no lo entendió, por mucho que se lo explicamos. Tras varias sesiones, se fueron agradecidos en busca de una infiltración milagrosa que seguro que alguien les prometería, pero que no tendría resultado alguno. El problema estaba en la cabeza.

Cuento esto porque, en el caso de Conchita, la causa residía en una enfermedad del sistema nervioso de origen desconocido. El motivo de su síntoma estaba en la cabeza. En muchas lesiones de miembro inferior —y me atrevería a decir que en múltiples patologías de espalda, tren superior e incluso emocionales—, el problema está en el extremo opuesto: los pies. Andrew Taylor Still, médico estadounidense considerado padre de la osteopatía y que falleció en 1917, ya decía que las lesiones empiezan en los pies.

Los pies, responsables de muchas patologías

Lorca es una ciudad de Murcia. El 11 de mayo de 2011 fue sacudida por un terremoto de magnitud 5,2 y sus efectos se sintieron en toda la región. Cayeron numerosos edificios y muchos otros quedaron para ser demolidos por los graves daños estructurales que padecieron. La causa principal de que sufrieran tanto fueron los cimientos. Ese contacto con el suelo resulta fundamental. De él depende hasta la integridad de los tejados. Por lo visto, bastantes edificios estaban construidos sobre pilares cortos, ostensiblemente menos elásticos y más quebradizos que los pilares largos. Nada por encima de ellos, por mucha calidad que tengan los muros o la cubierta, resiste la sacudida de un terremoto si el pilar se quiebra.

Los pies son los pilares del cuerpo. Están perfectamente pensados para cumplir su función: su forma, sus dedos, sus terminaciones nerviosas, su movilidad, la función de cada estructura. Si a una casa le alteramos uno solo de sus pilares, tarde o temprano la estructura se torcerá y los muros se resquebrajarán. ¡Necesita contar con cada pilar entero y sano! Si a un pie le alteramos uno solo de sus puntos, el cuerpo empezará a compensar el efecto de dicha alteración.

> Si alteras los pilares de una casa, tarde o temprano los muros se resquebrajarán. Con los pies y el resto del organismo ocurre igual: son los pilares del cuerpo.

Corría el año 2000. Tenía veinte años y jugaba al fútbol todo lo que podía. No lo hacía en ningún equipo importante, pero me apuntaba a un sinfín de ligas, campeonatos de veinticuatro horas de fútbol sala y pachangas varias. Durante un partido de fútbol siete, recuerdo un dolor punzante en mi cadera derecha. Me dejó bastante tocado, hasta el punto de que tuve que parar de jugar varios días. Ya estaba estudiando la carrera de INEF, y me fabriqué una tabla de ejercicios de espalda y cadera para entrenarme tumbado sobre una esterilla a diario. A la semana, aproximadamente, me encontraba mucho mejor. Aun así, de forma recurrente, y siempre en la cadera derecha, solía sentir molestias, así que descansaba, hacía mis ejercicios y me recuperaba. Años más tarde, ya con treinta y tres, seguía jugando algo al fútbol porque era lo que más me gustaba, pero los dolores de cadera empezaban a ser insoportables. Entonces pedí cita con el traumatólogo, como os conté en el capítulo anterior, y vimos que ese pie, por la falta de movilidad del tobillo, el exceso de pronación y el juanete, me había provocado una lesión seria en la cadera.

Por mi propia experiencia y por los miles de pacientes que he atendido en los últimos años, os puedo garantizar que los pies son responsables de muchas de las patologías que se ven en las consultas de traumatología y fisioterapia. Creo que gran parte del sector sanitario lo tiene claro, pero lo afrontamos mal: lo hacemos desde la simetría y desde la compensación, no desde la función real. Me explico: si un niño acude a la consulta del pediatra con dolores de espalda, es frecuente que se le diagnostique de una pierna corta y se le prescriba un alza tras una radiografía. Por lo tanto, se reduce su dolor de espalda a la asimetría. No se está valorando si esa espalda funciona bien o mal, solo si es simétrica. Por ese motivo, cualquier persona que camine por la montaña en un terreno irregular debería acabar con dolor de espalda, ya que el apoyo cambia continuamente. Y esto, como es obvio, no es así, al igual que existen numerosos pacientes con mayor o menor escoliosis que no tienen dolor de espalda porque su espalda funciona bien a pesar de no ser simétrica.

Algo parecido ocurre con las plantillas: se busca que la pisada se ajuste a un canon de apoyo estándar dentro de un calzado sin forma de pie. Es frecuente la colocación de soportes plantares que evitan la excesiva pronación, sin tener en cuenta que el dedo gordo está desviado por el zapato. Se compensa este *no funcionamiento* del dedo gordo con una cuña en el retropié. La idea es que el pie vaya rectito no porque funcione, sino porque lo sujeto con algo externo.

Hay una clara intención de tratar desde el pie. Médicos, fisioterapeutas y podólogos saben que en el pie está el origen de casi todo: dolores de espalda, problemas de rodilla en corredores, trocanteritis en mujeres e incluso problemas posturales. Por eso se han normalizado y viralizado numerosos estudios de pisada con miles de plataformas de fuerza, escáneres y cámaras que analizan pies enfermos, todo para acabar colocándoles alzas y soportes y encorsetarlos dentro de una uniformidad de pisada estándar: pies con dedos en forma de flecha que vayan lo más rectos posible y sin zonas de hiperpresión. Que, si pronan mucho, no lo hagan tanto. Que, si poseen mucho arco, repartan mejor el peso. Que, si tienen un callo, este duela menos... ¡Pero dentro de un molde! Un molde con forma de zapato que dista mucho del molde de un modelo de pie. Para unas cosas buscamos la simetría de la espalda, pero para otras nos olvidamos de la forma perfecta de un pie: hemos llegado a ver con normalidad el famoso *hallux valgus*, o dedo gordo desviado, y eso es un drama para el pie. Y si lo es para el pie, lo es para el arco, el tobillo, la rodilla, la cadera y la espalda. ¿O es que el dedo gordo recto viene mal de fábrica y hay que desviarlo?

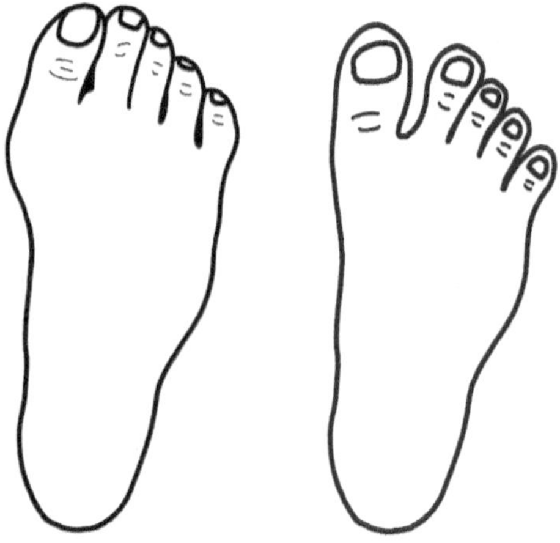

A la izquierda, pie con el dedo gordo desviado hacia el segundo dedo. A la derecha, pie con el dedo gordo correctamente alineado.

Ante esto yo planteo la posibilidad de hacer estudios de pisada tres meses después de empezar a andar descalzo todo el día: pies débiles y enfermos que comienzan a moverse y a entrenarse en libertad. El pie se ensancha y se muscula, crece, los dedos se alinean, el arco se fortalece... ¿Tendrá algo que ver este pie con el de tres meses atrás? ¿Y si, en lugar de tres meses, hablamos de tres años? Nada que ver.

El caso de Rubén y su milagrosa curación

Rubén era un paciente mío que, ante un problema de apoyo de su hijo mayor, acudió con su mujer a un podólogo y les hicieron un estudio de pisada a los tres. Salieron todos con prescripción de plantillas para mejorar su marcha y evitar males mayores. Rubén, con buen criterio, decidió esperar a ponérselas para ver cómo evolucionaba su pie, ya que había empezado a leer acerca del barefoot y la famosa idea de andar y entrenarse descalzo. Unos meses después, volvieron a revisión del niño y él solicitó repetirse el estudio. El resultado fue que su pie no necesitaba ningún tipo de soporte plantar. ¿Sorprendente? Pues a mí ya no me lo parece. Si un pie trabaja mal, en la mayor parte de los casos es porque está castigado dentro de un zapato estrecho, duro, excesivamente amortiguado o con drop... O todo junto a la vez. ¿Podemos pretender que un brazo dentro de una escayola funcione de manera correcta? Todos somos conscientes de que un mes ahí encerrado es desastroso para un brazo. Pues hay zapatos que no distan mucho de una escayola: suela rígida, cuero del bueno, duro como una piedra; puntera estrechísima para estar acorde con el canon de lo que se considera bonito y un tacón de un par de dedos que haga más alto a su dueño. El pie es todo menos pie ahí dentro.

Viviendo escayolados

Javier era un amigo mío que, en el transcurso de un partido de fútbol, chocó espinilla con espinilla con un oponente. Un golpe seco. Empezó a chillar desconsoladamente; le dolía de tal manera que no conseguimos llevarlo al hospital y acabamos llamando a una ambulancia para que lo trasladasen en camilla. El diagnóstico en Urgencias fue de fractura limpia de tibia y seis semanas de escayola hasta la ingle. ¡Menuda faena! Esa inmovilización no te permite hacer nada. Yo, que entonces estudiaba Fisioterapia, me quedé con las radiografías y se las llevé a un médico deportivo amigo. Su consejo, al tratarse de una fractura limpia y bien alineada, fue quitar la escayola e ir apoyándose con muletas. ¡Menudo cambio! Así que, tres días después de colocar la escayola, ya estábamos de camino a retirarla para seguir un nuevo protocolo infinitamente más llevadero. Y cuál fue nuestra sorpresa al comprobar el tamaño de la pierna solo tres días después de haberle colocado dicha inmovilización tercermundista: era la mitad que la otra. ¡Había perdido mucho volumen de masa muscular! Pues esto ocurre en nuestros pies desde niños: cuanto mejores son los zapatos, mayor nivel de atrofia. Digo lo de mejores porque, por tradición, hemos evaluado como de mayor calidad aquellos de piel más dura y suela más rígida:

—¡Mira qué duros son!

—¡Qué buen contrafuerte tienen!

Y estábamos orgullosísimos de la compra realizada. Nos sentíamos con el pie muy protegido. Nos costaba andar con naturalidad, pero nos daba seguridad caminar por la calle con aquello tan sujeto.

Algo parecido pasa con las deportivas. Es muy normal atender en consulta a gente que te argumenta que sus dolores del pie no pueden estar relacionados con el calzado, pues llevan zapatillas de deporte todo el día. Estas, en lugar de ser rígidas, tienen suelas tan gordas y acolchadas que el pie va como levitando: ¡ni siente ni padece! Porque confundimos confort con funcionalidad. En lugar de a una escayola dura, pasamos a una escayola blanda. La puntera sigue siendo estrecha, el tacón, en algunos modelos, aún más elevado, y el grosor de la suela, algo más abultado. ¿Consecuencia? Dedos deformados, acortamiento de gemelo y sóleo, pérdida de la flexión dorsal de tobillo por el drop, inestabilidad y la sensibilidad dormida porque no percibimos nuestro entorno de manera adecuada.

En el próximo capítulo hablaremos de los niños, pero quiero destacar ahora que el pie de los niños es muy inmaduro y maleable. ¡Como tiene que ser! Y no se respeta la forma de los pies. Al ser tan maleables, durante todos esos años, los deformamos y los acostumbramos a zapatos con forma de flecha. Por eso no nos incomodan en exceso muchos de los calzados no anatómicos (zapatillas de deporte, fundamentalmente): nos han acostumbrado desde pequeños a zapatos bonitos y muy estrechos, y luego cualquier zapatilla nos resulta amplia. Por eso es tan importante dar luz a los padres: los juanetes se forjan a estas edades, cuando los cartílagos son moldeables. El pie adquiere forma de flecha —es decir, convergente—, en lugar de forma de abanico —¡divergente!—.

Y así transcurren los años con el pie metido en zapatos buenos, lo que provoca que aparezcan pacientes en nuestras consultas con patologías de todo tipo. Empezando desde abajo, tenemos las temidas fascitis. La fascia plantar es una banda gruesa de tejido conectivo que se extiende desde el hueso del talón hasta la base de los dedos del pie; su función principal es dar soporte al arco plantar junto con otras estructuras: ligamentos, huesos y músculos. Sobre los dos primeros no se puede actuar demasiado, pero sobre los músculos tenemos mucho que trabajar. Recordad lo que le ocurrió a Javier en la pierna cuando estuvo escayolado tres días. Pues bien, hay personas que hemos tenido el pie pseudoescayolado... ¡más de cuarenta años! Y nos sorprende el elevado número de fascitis plantares, la cantidad de gente cuyo arco del pie está únicamente sostenido por la fascia. No hay músculos lo suficientemente desarrollados para aguantar el arco plantar, con lo que la fascia empieza a sufrir.

Por su parte, la cintilla iliotibial es una banda fibrosa que se extiende desde la cadera hasta la parte externa de la rodilla. Es una estructura importante en el sistema musculoesquelético que facilita el movimiento de la pierna. Su función principal es proporcionar estabilidad a la articulación de la rodilla durante la actividad física, como correr. Sin embargo, cuando esta banda se irrita o se inflama, puede dar lugar a una condición conocida como síndrome de fricción de la cintilla iliotibial, que suele manifestarse con dolor en la parte externa de la rodilla durante el movimiento. Es una lesión temida por los corredores: a los pocos kilómetros de ejercicio, comienza un dolor en la rodilla que, en muchos casos, te obliga a parar. ¿Cuál es la causa? Que la rodilla, durante la fase de apoyo, se va excesivamente a valgo y la cintilla no es capaz de estabilizarla. Y ¿por qué se va la rodilla? Pues, por lo general, porque el arco del pie cede en exceso y se produce la excesiva pronación de la que tratamos anteriormente. Y ¿por qué prona demasiado el pie? Porque, en la mayoría de los pies, hay falta de musculatura intrínseca y el dedo gordo está desviado por el diseño de las zapatillas convencionales. ¿La causa? El pie...

Las casualidades no existen

Alejandra era una chica de unos treinta y cinco años, deportista y usuaria de calzado convencional. Empezó a preparar las oposiciones a policía, en las cuales le pedían carrera. Ella nunca había corrido demasiado y le aconsejaron unas zapatillas convencionales con mucha amortiguación. A las tres semanas de comenzar a entrenarse, su rodilla izquierda la obligó a parar por un dolor intenso en su cara externa. Alejandra acudió a mi consulta y observamos que tenía un exceso de pronación y un dedo gordo desviado más pronunciado en la pierna afectada. ¿Casualidad? Pues no. No era casualidad. Esa pierna, agravada por las zapatillas estrechas y con una excesiva amortiguación, se desalineaba en exceso durante la fase de amortiguación: primero el dedo, luego el arco, luego el tobillo y por último la rodilla. La cintilla no era capaz de estabilizar y se deterioraba.

Condromalacias rotulianas, trocanteritis, problemas meniscales, pubalgias en futbolistas, artrosis de cadera, rodillas excesivamente valgas, escoliosis... Cuando posees una visión global de la salud, te das cuenta de que muchas de estas patologías, más de las que nos esperamos, tienen su origen en el primer contacto con el suelo: el pie. Y ya hablaremos de patologías a distancia, como el bruxismo, las cefaleas o las tendinitis de hombro...

Una vez entendida la importancia del pie en la salud del resto del cuerpo, conviene evaluar el propio. Una simple y rápida observación nos puede dar pistas. En algunos casos será obvio que nuestro pie está enfermo: juanetes pronunciados, dedos en garra o unos montados encima de otros, pie excesivamente plano o cavo... Pero, en otros, no resultará tan evidente.

Podocheck 2 ☑

Sentados en una silla, agarrad el dedo gordo de cada pie y tirad de él. Debe levantarse al menos un ángulo de 45 grados para que sea funcional. Sin la ayuda de la mano, ¿sois capaces de hacerlo también? ¡Sería una muy buena señal!

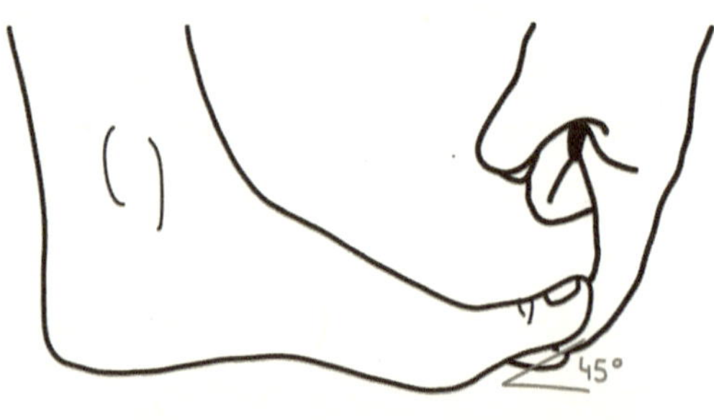

3
SEMBRANDO PASOS SALUDABLES

Y toca hablar de los niños. La niñez es donde empieza todo. Los pies de los niños son especialmente susceptibles a deformaciones y problemas en su desarrollo, ya que los huesos y cartílagos aún no han completado el proceso de osificación. La manera en la que guiemos esos huesos va a determinar su forma. Una diferencia importante respecto a los adultos es que los niños tienen pie plano. La evolución de este vendrá determinada primero por su genética y, después, por los estímulos que reciba: cuanto más consigamos desarrollar la musculatura intrínseca, más sano será su arco interno. Por lo tanto, es esencial que los padres presten especial atención al tipo de calzado que sus hijos utilizan durante sus primeros años de vida y a la actividad física diaria que realizan descalzos.

Nunca un pie se desarrollará igual calzado que descalzo. Por muy respetuosa, blanda y fina que sea su zapatilla. ¡Que los niños escalen, repten, corran y salten libres de cualquier calzado es maravilloso! Los bebés tienen que vivir descalzos. El uso de zapatos inapropiados o que no respetan la forma natural del pie puede acarrear graves consecuencias en su crecimiento. Nadie pone en duda que inmovilizar el pie de un niño durante seis semanas por una fractura le afectará en su correcto desarrollo. Pues a veces, vemos zapatos infantiles que no distan mucho en dureza y peso de una escayola. Los pies de los niños, cuanto más libres, mejor.

Como una china en el zapato

León es el hijo de unos amigos. Un día —debía de tener entre doce y dieciocho meses, estaba comenzando a caminar y hablaba muy poco—, sus padres lo vieron cojear mientras jugaba con otros niños. Lo cogieron en brazos y le preguntaron:

—¿Qué te pasa? ¿Te has caído?

Obviamente, León no sabía contestar, pero se señaló el pie con gestos claros de que le molestaba algo, aunque se marchó a seguir jugando. Al cabo de un rato, volvió cojeando: lo cogieron de nuevo para ver si le pasaba algo y regresó con el resto de los niños. Ya al final de la tarde, se fueron a casa y llegaron con León dormido. Al quitarle la ropa descubrieron una pieza de Lego relativamente grande dentro de su zapato que se le debía clavar a ratos y le impedía andar bien.

Cuento esta historia porque los niños pueden estar incómodos con los zapatos, pero no saben expresarlo. Las ganas de jugar y el simple consuelo momentáneo de sus padres les vale para no darle importancia. La pieza de Lego probablemente provoque un mayor dolor que un zapato más estrecho que la horma del pie, porque en el segundo caso, tras una hora el pie deja de doler, el zapato da un poco de sí y el niño corre feliz por el parque. Sin embargo, su pie sufre... Los que tenéis hijos igual habéis vivido ese momento en el que estrenan unas botitas de marca blanca baratísimas y bonitas. El niño intenta andar, pero te mira con cara de: «¿¡Qué me has puesto aquí que no soy capaz de moverme!?». El pie pierde movilidad y los dedos están apretujados. Entonces se oye la frase lapidaria de uno de los padres:

—Ya se le irán dando de sí.

¡Y claro que darán de sí! No solo los zapatos, sino, también, los pies del niño.

El cartílago que compone gran parte de la estructura de los pies de los niños es maleable y se encuentra en constante cambio. Por lo tanto, el uso de calzado respetuoso con la anatomía del pie, que permita el movimiento natural de los dedos y el arco plantar, es esencial para garantizar un desarrollo saludable. Los zapatos ajustados o con suelas rígidas pueden limitar el crecimiento adecuado de los pies y, a la larga, dar lugar a deformidades como juanetes, dedos en garra o pies planos. Es crucial que los padres elijan un calzado que, simplemente, proteja de agresiones externas. Lo mínimo necesario atendiendo al entorno donde se encuentre su hijo. Todo lo demás sobra.

Os garantizo que, desde que mis hijas estrenan calzado barefoot para ir al colegio en septiembre, corren y saltan sin ningún problema desde el primer segundo. Son ligeros, blandos, suaves, flexibles y anchos, todo lo que el pie de un niño que viene del verano con el pie asilvestrado necesita para no sentirse enjaulado. No les pesan los pies, sienten el suelo, no les roza nada y continúan su descalcismo el resto del curso.

Hoy en día nadie duda de que la diversidad de géneros literarios enriquece la mente o de que la variedad de alimentos contribuye a una dieta equilibrada. De igual forma, la microbiota intestinal también se ve beneficiada por la exposición al campo, a la suciedad, a los animales... Se puede decir que la gente que se cría en granjas tiene una mejor flora intestinal. En este sentido, los pies de los niños necesitan esta misma exposición para enriquecerse y forjarse de manera adecuada para cumplir su función a la perfección el resto de su vida. ¿Qué ocurre en la actualidad? Que hasta en casa se les obliga a los niños a ir calzados por miedo a resfriarse. ¡Los niños deben ir descalzos la mayor parte del tiempo! Sobre todo, en casa, que es un entorno limpio y seguro.

Numerosas veces, en redes sociales animo a seguir esta práctica del descalcismo a padres, profesores y monitores de actividades físicas varias. Suelen escribirme maestros de países nórdicos para hablarme de que en sus escuelas los niños están obligados a ir descalzos gran parte del día, especialmente en entornos donde la seguridad lo permite: áreas al aire libre y aulas específicas. Así, el pie tiene un mejor desarrollo muscular y articular, pues no está limitado por nada; se le permite una mejor postura, ya que no es necesario compensar con el resto del cuerpo las elevaciones de talón ni los refuerzos en el arco del pie. Por otro lado, la activación sensorial es mucho mayor: se sienten la temperatura, la rugosidad, las irregularidades del terreno. El famoso arco del pie se verá mejor estructurado por todos esos músculos que lo forman. Lo niños conectan más con la naturaleza, sienten el terreno, entienden el entorno y controlan mejor sus pies y su cuerpo en general. ¡Tropiezan menos!

> Al practicar el descalcismo, el niño conecta con la naturaleza, siente el terreno, entiende el entorno y controla mejor sus pies y su cuerpo en general. ¡Tropieza menos!

Se me viene a la cabeza el caso de Heidi corriendo descalza por los Alpes detrás de las ovejas. O el de Mowgli, o el de Tarzán mismo. Personajes de ficción, pero que necesitan una musculatura del pie sana y fuerte por vivir estrechamente ese contacto con la naturaleza. ¡Viven en un entorno que aporta riqueza estimulante!

¿Os acordáis de un programa de la televisión que se llamaba *Perdidos en la tribu?* Un grupo de personas se marchaba a convivir unos cuantos días, semanas quizá, con una tribu de África o América Latina de las que van muy en precario. Por supuesto, descalzos todo el día. Trepando árboles a diario para coger comida. ¿Cómo estarían los pies de esos niños de la tribu? Con los músculos muy desarrollados ¡y la genética del pie explotada al máximo! Todo lo contrario de lo que encontramos en los entornos urbanos: suelo liso en casa, en la calle y en los colegios. Y, en los pocos momentos en los que los niños podrían recibir muchos estímulos, se les obliga a calzarse. Por ejemplo, en un parque infantil, un espacio casi siempre seguro y relativamente limpio, los niños excavan alegremente en la arena con las manos desnudas, pero deben ir calzados por miedo a pincharse con alguna piedra. Escalan por las barras con las manos al aire, pero con los pies encerrados. Y se tiran por un tobogán liso y sin peligro con unas superdeportivas de suela gordísima. ¡No tiene sentido! Dejad a vuestros hijos descalzos en los parques. ¡Ojo! Echad primero un vistazo para aseguraros de que no hay peligros. ¡Ya no necesitaréis quitarles la arena de los zapatos!

Trepar, correr, excavar, empujar, agarrarse, mantener el equilibrio, sentir, arañar, arrastrar... Son funciones que debe realizar el pie del niño todos los días por la mayor variedad de superficies distintas posibles. Un hábito que en verano está bastante consensuado: los niños corren por el césped, caminan en la playa, escalan por las rocas y van descalzos por casa porque es más fresquito. ¡Son pura actividad! Están en continuo movimiento, y por eso no debemos tener miedo a que lo hagan también en otras estaciones del año. Porque, en movimiento, no se enfrían, como se suele creer. No paran de sudar y su pie es una estufa en movimiento. ¡Dejadlos libres!

Os cuento una historia del verano. En una de las casas que hemos alquilado alguna vez para las vacaciones, hay un enorme jardín de cuatro mil metros cuadrados. Y, en la parte delantera, tienen piedra suelta, grava. Estas piedras no son cantos rodados; son bastante puntiagudas, e incluso a mí, que estoy acostumbrado a ir descalzo, me cuesta andar con alegría por encima. Pues bien, un día que vino de visita mi hermano, al marcharse, aceleró con el coche sobre esa zona de piedras y mis hijas salieron esprintando sobre la grava como si nada. Los adultos sufriendo y las niñas como si estuviesen en las colchonetas del gimnasio del cole. ¡Impresionante! ¿Qué les hemos hecho a nuestros pies? Los hemos atontado y sensibilizado de tal manera que los hemos vuelto frágiles y sensibles.

Obviamente, hay ocasiones en las que debemos calzarnos. ¿Cómo? Con un calzado que proteja del frío y de otros agentes externos que puedan dañar. ¡Pero ya, lo justo! Debemos sentir el terreno, los dedos tienen que expandirse dentro de un zapato con contrafuertes livianos y suelas flexibles, ancho, plano, blando y fino. No queremos mamotretos. A veces vemos a niños incapaces de andar bien. «Niños torpes», decimos. Y quizá algún niño salga más torpón, pero justamente ese es el que necesita mucho más estímulo y desarrollo muscular descalzo o con calzado adecuado. En ocasiones se los apunta a múltiples actividades deportivas y se los equipa con las zapatillas último modelo con refuerzos y suelas gordísimas. Entonces, sus pies se deforman y se atrofian ahí, pues, con esas mismas zapatillas, corren por el césped de casa o trepan por el parque. Los privamos de la riqueza que aportan el deporte y el entorno. Vigilad el calzado de los niños. Que no sean escayolas con cordones.

Voy a hacer una puntualización sobre el calzado técnico. Me refiero a botas de fútbol, baloncesto y otros deportes que requieren calzado específico. Yo diría que hay que elegirlo con cabeza y ayudado por alguien entendido en la materia, porque depende de la edad y el nivel de especialización del niño. Los niños pequeños pueden entrenarse con unos zapatos barefoot multideporte sin problema. Otra cosa ya es que juegue en las categorías inferiores del Real Madrid con doce años. En tal caso, yo no haría experimentos hasta que salga al mercado un calzado técnico más adecuado. ¡Porque saldrá! Saldrán botas de fútbol que no deformen los dedos de los pies, botas en las que el pie no baile dentro, pero en las que tampoco esté comprimido. Mientras tanto, conviene buscar la bota que más se adapte al ancho del niño. Y lo mismo para el tenis o el baloncesto. Generalmente la práctica supone poco tiempo comparado con el resto de su vida: deporte con calzado técnico entre dos y ocho horas a la semana y calzado respetuoso para todo lo demás. Pero ya os digo, hay que individualizar y estudiar primero los aspectos antes nombrados.

Con respecto al calzado infantil, no puedo dejar de reconocer en mi libro la labor desarrollada por Neus Moya en los últimos años. ¡Es la podóloga infantil de moda! Realiza test casi diarios de múltiples calzados reales de un montón de marcas que se pueden encontrar en la calle y en internet y de todos los precios. Para enseñar a «mamis y papis», como dice ella, a elegir el mejor modelo para sus hijos. ¡Habrá muchos adultos sanos de pies en un futuro gracias a su labor divulgadora!

El caso de Begoña y su pie anchísimo

Begoña, de trece años, acudió a mi consulta recomendada por una amiga común. Vino con su madre, que estaba preocupada por los pies de su hija. Me contaron que llevaba toda la vida con plantillas y el pie derecho lo tenía cada vez más valgo, y el izquierdo, con un juanete tremendo y rojo. Se descalzó y aluciné con la anchura del pie: ¡era anchísimo! Y maravilloso, como suelo añadir, porque, bien trabajado, sería fabuloso. ¿El problema? No cabía en casi ningún zapato y nadie les había advertido de la existencia de calzados con forma de pie. Esto es lo que me da rabia y me anima a seguir divulgando. No me puedo creer que su podólogo no se hubiera enterado de la existencia de estos zapatos anchos. Porque la plantilla le sujetaba de forma pasiva el puente, pero el mocasín del colegio, que era donde Begoña llevaba la plantilla, le provocaba una desviación tremenda del dedo gordo. Y, como ya veremos, este dedo es el más importante del pie, y sus músculos son activadores fundamentales del arco interno. ¿La plantilla está mal? No necesariamente. A mí no me suelen gustar, pero la clave es que su pie llevaba encerrado toda la vida en zapatos que no respetan ni su ancho ni su anatomía. Por lo tanto, el pie se deformaba. Así que liberamos ese pie, buscamos zapatos de su horma y nos pusimos a entrenar para restaurarle la salud por completo. ¡Begoña solo tenía trece años, con lo que contaba con todo a favor!

Esta anécdota me permite abordar una de las etapas más complicadas para el pie: la adolescencia, la época en la que los jóvenes quieren lucirse y presumir dentro de su pandilla de amigos. Fuman para sobresalir, beben para fardar y se visten y arreglan para presumir. Les da igual la salud. Quieren ser incluidos en el grupo y que nadie los vea como bichos raros. ¿Cómo van a ir a una fiesta sin zapatos estilosos? Pues sí, ¡es muy complicado! Quizá las fiestas sean lo de menos: esos momentos son la excepción, y, aunque duela, se puede lucir zapato estrecho. Pero hay muchos momentos en los colegios o en ratos de ocio en los que van de *sport,* y el zapato es parte del estilismo. Existe una amplia gama de marcas que imitan bastante bien el calzado de moda estándar y lo convierten en respetuoso; muchas veces, sus propuestas de *sneakers,* botas, botines, sandalias o bailarinas no son las más anchas, pero, al menos, el pie ahí metido no sufre tanto. Eso sí, puede costar que nuestros hijos quieran usarlos. Por eso mi empeño en llegar a *influencers* para que se perciban con buenos ojos estos zapatos anatómicos. Incluso para que se pongan de moda. ¡Ojalá veamos ese día!

Puntos clave en la salud del pie del niño

Os cuento algunas señales de alarma para que vigiléis los pies de vuestros hijos. Si van siempre descalzos y con calzado barefoot, creedme: tendrán menos problemas. Pero, si estáis descubriendo este mundo ahora y vuestros hijos andan con calzado no anatómico, descalzadlos cuanto antes y observad minuciosamente sus pies. Lo más llamativo es la alineación y la capacidad de separar los dedos. ¿Pueden separar los dedos, especialmente el dedo gordo? Ya en edades tempranas empezamos a observar la característica desviación del *hallux* —el dedo gordo— hacia el segundo dedo. Un primer grado preocupante es esta desviación, pero un segundo nivel de alarma es que haya perdido la capacidad de abrir el dedo gordo. Esta función no se debe perder si queremos garantizar una salud integral del pie. Y ya hay niños de siete u ocho años que la han perdido.

Otro elemento que vigilar es si los dedos están en garra. Las punteras estrechas y las tallas pequeñas hacen que los dedos se apiñen y encojan, lo que favorece la aparición de dedos en garra. Es frecuente ver a padres que apuran los zapatos del uniforme hasta final de curso, y los niños acaban en junio con los dedos encogidos. Como ha sido un proceso progresivo, el niño no es consciente y no le duelen. Pero se generan crecimientos de huesos en la dirección equivocada en los primeros años de colegio. Recordad que el pie del niño está en formación en estas etapas.

Un tercer punto es el puente del pie. Como ya he dicho, todos los niños nacen con pie plano. Este arco se va formando con el paso del tiempo, con más o menos predisposición genética, hacia uno u otro tipo de pie. Dependerá en gran medida del estímulo que le demos. Un pie plano suele ir más asociado a un calcáneo valgo (talón inclinado hacia afuera). Por eso se dice pie plano valgo. Y son pies vagos, faltos de fuerza, de tono. Por eso son pies que necesitan mucho entrenamiento. El pie cavo sería lo contrario: mucho puente, hasta llegar a tener una base de sustentación muy pequeña. Y muy inestable, a su vez. Las punteras estrechas perpetúan este tipo de pie porque no le dejan expandirse para que el arco se aplane y prone correctamente.

Por lo tanto, observad los pies de vuestros hijos y comparadlos con un pie anatómicamente bien formado. Si hay algo que no os cuadre, acudid a un profesional que os ayude a que ese pie se parezca al de un atlas de anatomía, no a un pie con forma de zapato. Y lo que no funciona se entrena y no se encierra en un molde. Se le pone una funda de la misma forma que su pie original. Sin que lo sujete nada ni lo oprima nada. Más adelante veremos ejercicios correctivos para cada caso concreto.

Por último, os animo a que juguéis descalzos con vuestros hijos a todo lo que se os ocurra. En verano es cierto que el pie se oxigena y trabaja mucho más. Pero en invierno lo encerramos y no le hacemos ni caso. Por eso comprar cuatro cosas para ejercitar los pies en casa es una maravilla. Existen parques infantiles de madera que caben en el cuarto de los niños: escalas, toboganes, anillas, una casita con texturas... Y pequeños rocódromos para poner en las paredes. Muchas veces no mando ejercicios concretos para casa, sino llenar la habitación de elementos atractivos y que se entretengan descalzos. O montarles pistas americanas para que se ejerciten. Una hora de juegos en esa habitación equivale al *crossfit* de un adulto.

Un elemento en el que insisto también con los adultos es el trabajo de equilibrio a la pata coja. Se potencian de tal manera la sensibilidad y la musculatura del pie con este ejercicio, que debería ser obligatorio por ley. Ponte a la pata coja y con el pie desnudo enfrente de tu hijo y pasaos una pelota de tenis con las manos. El primero que apoye el pie que está en el aire pierde. Ya veréis qué buenos piques se dan. ¡Pies como rocas!

Podocheck 3 ☑

Una de las funciones que más llaman la atención de los pies de los niños es su capacidad de separar (abducir) su dedo gordo del pie. Plantad primero el pie derecho descalzo en el suelo. Intentad separar el dedo gordo de la línea media. Llevadlo hacia la izquierda. ¿Podéis? Ahora intentadlo con el pie izquierdo.

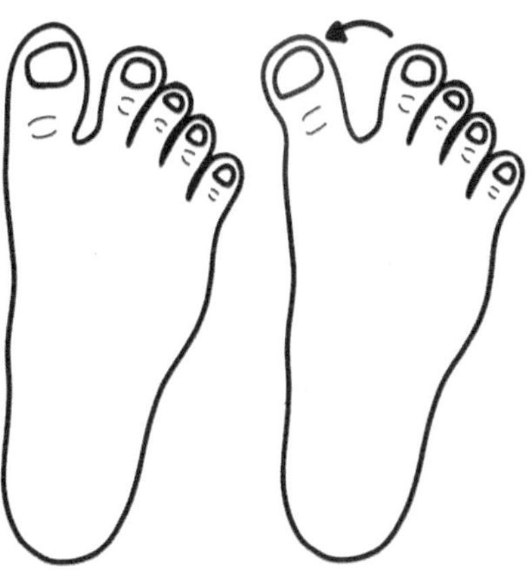

4
¡Me duele el pie!

En los primeros años del siglo XX, fumar tabaco era una práctica común y socialmente aceptada en todo el mundo. La gente disfrutaba de sus cigarrillos y sus pipas sin preocupaciones, ya que en ese momento se desconocía la relación entre el tabaquismo y enfermedades graves. Los anuncios promocionaban los productos de tabaco como sofisticados y elegantes y los fumadores eran considerados parte de una tendencia cultural. No existían advertencias en las cajetillas y los médicos incluso recomendaban cigarrillos en algunos casos como relajantes. Sin embargo, con el tiempo empezaron a surgir señales de alarma. A medida que las investigaciones médicas avanzaban, se acumulaba evidencia de que el consumo de tabaco estaba relacionado con problemas de salud. A finales del siglo XX, se hizo evidente que fumar estaba ligado a patologías graves, como el cáncer de pulmón, enfermedades cardíacas y enfermedades respiratorias. La sociedad comenzó a tomar conciencia de los peligros del tabaquismo y se impulsaron campañas de salud pública y regulaciones gubernamentales para advertir sobre los riesgos del tabaco y reducir su consumo.

Fumar pasó de ser un hábito inofensivo a un grave riesgo para la salud.

Aun así, hay gente que sigue fumando. Lo mismo ocurre con el alcohol o con el exceso de velocidad en la carretera: hasta que se topan con un problema serio no toman consciencia de su importancia.

Como ya os he contado, empecé los estudios de Ingeniería Industrial porque me fascinaban los coches. Os puedo asegurar que me sabía el motor y la potencia de todos los coches del mercado a mis dieciocho años. Esto me llevaba a disfrutar a veces en exceso de los límites de los coches que conducía: aceleraba fuerte para ver cómo respondían, apuraba la frenada o comprobaba la velocidad punta en la recta de alguna autopista. Pues bien, un día me prestó un amigo un Renault Clio Sport. El típico modelo sencillo al que le ponen un motor más alegre y unas ruedas con un perfil más fino y pintón. El coche se puede decir que tenía alegría. Saliendo de un colegio en Pozuelo de Alarcón, en Madrid, pegué un acelerón en curva para probar esa alegría del Clio. No sé qué ocurrió exactamente, pero el coche empezó a hacer extraños y, después de dos o tres volantazos, acabé en el carril contrario y embestí a otro vehículo, al bordillo, a un muro y a una farola. ¡En un segundo la lie bien gorda! Siniestro total, aunque no sufrimos daños ninguno de los implicados. El resultado fue un sustazo, las piernas temblando y una lección aprendida para el resto de mi vida: el coche no es un juguete.

Pues con esto de los pies uno no toma conciencia hasta que comienza a tener dolores. Pueden ser dolores generales o en puntos concretos: un juanete, un callo, una rozadura en los nudillos o dolor en el talón. Muchos amigos míos se ríen de mis zapatos anchos y con forma de pie. Se mofan, hablan de Los Payasos de la Tele, y yo por dentro me digo:

—Ya vendréis a verme.

Porque, antes o después, los pies duelen o se lesionan. Y es verdad que siempre está el método tradicional: zapatilla de deporte con una plantillita para ir tirando. Pero la divulgación del calzado con forma de pie y el mensaje de que el pie se entrena es demoledor. Mis amigos lo conocen de cerca y a muchas otras personas les llega a través de familiares, medios de comunicación, pódcast o incluso profesionales sanitarios actualizados. Porque —repito— un elevadísimo número de dolencias están provocadas por esos zapatos que no respetan la anatomía del pie.

El caso de Natalia y su neuroma

Natalia fue paciente mía durante tres o cuatro sesiones. Vino por un neuroma de Morton. Un neuroma de Morton es un engrosamiento del tejido alrededor de un nervio que se encuentra entre los dedos. Generalmente, entre el tercero y el cuarto. Este engrosamiento puede causar dolor, sensación de ardor, entumecimiento o punzadas en la parte delantera del pie. ¿Por qué se engrosa? Por el calzado estrecho. El cuerpo protege ese nervio engrosando el tejido hasta que llega a molestar. Por lo tanto, el tratamiento más importante es cambiar de calzado. Pues bien, Natalia vino varios días a tratarse manualmente y con ejercicios. Salía nueva. En casa, descalza, estaba fenomenal. Solo le dolía cuando usaba su calzado estrecho habitual. Y dejó de venir porque no estaba dispuesta a cambiar de zapatos. Supongo que se acabaría operando, pero, al menos, se fue sabiendo que el calzado debe tener la forma de su pie... De lo contrario, uno debe asumir las consecuencias.

Un día vino mi amigo Juan Pablo a consulta con su hijo de nueve años. Comenzaban a verle los dedos raros, y os aseguro que los empezaba a tener como su abuelo Pepe, que es paciente mío: ochenta y cinco años, dedos en garra, juanete y muchos problemas de estabilidad. Les descubrí un mundo al hablarles de la importancia de que el calzado respete su longitud y su anchura, ya que solo debe proteger de roces y pinchazos. Todo lo demás sobra. ¡Alucinaban, y lo entendieron! Y, en la misma consulta, Juan Pablo me reconoció que a él siempre le dolían los pies con muchas de las zapatillas que utilizaba. Justo me acordé de que me habían llegado por una colaboración unos botines de una conocida marca española de calzado respetuoso. Se los probó y alucinó de lo cómodos que eran:

—¡Es como ir descalzo! —decía.

Y así es. Porque el calzado bueno de verdad debe sentirse como ir descalzo. Juan Pablo y su hijo ya se han comprado varios pares.

Recuerdo a mi abuela con dolores de pie permanentes. Era alta para la época. «¡Grandona!», como decía ella. Y tenía buenos pies grandes. ¿Sus zapatos? Grandes, claro. Pero todos, hasta las zapatillas dc andar por casa, con forma de flecha. Si veis el pie de un bebé, es más estrecho en el talón que en los dedos. Pues bien, los zapatos convencionales tienen la punta más estrecha que el talón. Y así iba mi pobre abuela: podólogos, plantillas y hasta una máquina en casa de esas que te dan masajes en los pies. Por usar un zapato de abuela. Pero, ¡ojo!, que no los compraba en el mercadillo; los compraba en zapaterías buenas, ortopedias y farmacias especializadas. Parece que los mismos fabricantes de zapato saludable estaban en Matrix. ¡Estaban y están! Incluso hoy en día eso no ha cambiado. Millones de abuelitas en el mundo andan torpemente y con problemas de inestabilidad porque sus pies dejaron hace mucho de ser pies para ser muñones.

El pie crece

A la gente joven ya le va llegando el mensaje del zapato con forma de pie. Y acaban probándolo y descubren lo maravillosamente cómodo que es. Ese bultito en el dedo gordo deja de doler. Los dedos en garra se ven más estirados. Ya no tienen que ponerse tiritas en el meñique. ¡Ir descalzo todo el día es maravilloso! Un grandísimo número de personas están deseando llegar a casa o al hotel para descalzarse. Porque pocas cosas son tan agradables como andar por una alfombra, el césped o la arena de la playa y sentir libertad en el pie. Lo mismo ocurre cuando vas todo el día con un zapato ancho, plano y blandito. Por eso digo que mucha gente descubre esto tras un problema de salud de pies y ya no hay marcha atrás: la gente no quiere volver a sufrir dolores, y, además, ¡el pie crece! «¿Cómo que crece?», os preguntaréis. Pues sí, el pie crece a lo largo y a lo ancho cuando le dejas el espacio necesario. Es una cosa que hemos experimentado en verano, tras uno o dos meses descalzos de vacaciones o con chanclas. Volvemos en septiembre a intentar ponernos los zapatos de junio y resultan incómodos y apretados. ¡Todos los niños cambian el calzado para el cole! Y no solo por tenerlo ya roto, sino porque ese pie que no creció tras nueve meses encerrado en el zapato de uniforme sí lo ha hecho en dos meses descalzo. Con los adultos pasa algo parecido: ¡los pies se expanden! No caben en los zapatos de la oficina.

Una tribu conocida por vivir descalza y que ha sido objeto de interés en relación con la salud de los pies es la tribu *kalenjin,* que habita en el valle del Rift, en Kenia. Los *kalenjin* son famosos por ser excepcionales corredores de larga distancia, y muchos de ellos han logrado destacarse en competiciones internacionales.

La relación entre la práctica descalza y la salud de los pies en tribus como los *kalenjin* se ha explorado en estudios científicos. Se ha observado que el hecho de no usar calzado durante gran parte de su vida contribuye a pies más anchos y musculosos, con una mayor flexibilidad en comparación con las poblaciones que usan calzado con regularidad. Además, caminar y correr descalzo sobre superficies naturales fortalece los músculos del pie, mejora el equilibrio y la propiocepción y previene problemas como juanetes y deformidades en los dedos.

¿Qué se hace duro? La estética. La gente aún no usa mucho este calzado por la dichosa moda. Siempre pongo el ejemplo de las mujeres jirafa de Tailandia, también conocidas como las mujeres de cuello largo, son miembros de la etnia *karen,* que habita en las regiones montañosas de Tailandia y otros países del sudeste asiático. Su nombre proviene de la tradición de llevar anillos de metal alrededor del cuello, lo que provoca un cuello alargado. Al igual que ellas usan los anillos y se deforman el cuello por belleza, nosotros deformamos los pies por estética. La moda tiene que cambiar si queremos dejar de sufrir de los pies. A mí me miran raro por usar un calzado con la forma de mi pie, pero a una mujer con tacones, que provocan que los dedos estén torcidos y aplastados e incluso el meñique se salga de la suela, se la ve como algo normal. Es tremendamente absurdo.

El caso de Fabio y su uña encarnada

Fabio apareció en consulta para que le tratara una uña encarnada. Como es obvio, yo no tengo competencias para intervenir ahí, pero me lo derivó su podólogo para ayudarle a hacer una transición correcta al calzado minimalista. Fabio tenía quince años, y pocas veces había visto un pie tan ancho y tan en forma de flecha producto de las zapatillas anchas de una conocida marca. Y es que muchas, efectivamente, son anchas en la zona de los metas (punto donde acaba el pie y empiezan los dedos). Sin embargo, en la zona de los dedos acaban en punta para ser más estéticas y vender más. La parte interna de ambos dedos gordos rozaba tanto con la zapatilla que las uñas se le metían dentro de la piel y cada mes tenía que ir al podólogo. ¿La causa? Una vez más, el calzado. Nadie jamás le había hablado del calzado barefoot o con forma de pie. ¡Alucinaba! De hecho, el pie de Fabio era de los que necesitan ancho especial. De los llamados barefoot plus.

Os hablaba antes de que la gente joven está descubriendo este tipo de calzado gracias a las redes sociales. A mí todos los días, desde hace mucho, me escribe gente para agradecerme la labor divulgadora, pues le ha cambiado la vida. La gente sufre mucho de los pies y no terminan de entender el porqué. Van al podólogo a arreglarse los callos. Se ponen plantillas. Acuden al reflexólogo. Se gastan una pasta en calzado de marca de calidad. ¡Y siguen teniendo dolor de pies! No lo comprenden hasta que, en Instagram, descubren una cuenta como la mía, en la que se dice y se evidencia que el calzado convencional deforma los pies porque no respeta la forma de los mismos. ¿Las marcas caras y buenas tampoco? Tampoco. El *marketing* pesa mucho. Te venden plataformas duras, sujeciones, taloneras, amortiguaciones, suelas curvas, cámaras de aire..., todo para que pienses que tu pie es frágil y necesitas extras. Los pies son una máquina perfectamente diseñada por Dios y solo necesitan que se respete su forma y se los proteja de heridas: roces y pinchazos con el suelo y accidentes del terreno. Y, en algunos casos, de que se les caiga encima algo pesado. ¡Punto! Lo demás enferma al pie.

Mucha gente acude a mi consulta porque me conoce y sabe que afronto numerosas patologías desde el pie. Vienen con la lección bien aprendida por referencias o por internet. En ocasiones acuden arrastradas por un familiar o simplemente lo hacen para que les trate una rodilla. Alucinan, y me encanta ver sus caras cuando les digo que su calzado es una porquería por todo lo que ya os he explicado. Y que eso tiene incidencia en su lesión.

El caso de Pablo y su cadera

Pablo es triatleta y fue intervenido con cincuenta años de una prótesis de cadera completa por un desgaste severo de la misma. Venía con la intención de que le tratara la cadera para volver a competir. Le dije que encantado, pero que iba a mirar de dónde podía venir su artrosis. Lo descalcé y lo dejé en calzoncillos, como hago siempre. Bastaba una simple visual para darse cuenta de que su pie era como una sartén de ancho, y justo en la pierna operada tenía un juanete tremendo. Enseguida me comentó que había llevado muchas plantillas y que estaba harto. Que nunca había notado mejoría y que no fuera por ahí. Le contesté que no, que yo no pongo plantillas. Que voy más allá. Que me gustaría entrenarle el pie para que fuera competente, se corrigiera en parte ese juanete y la prótesis le durara más. ¡Alucinaba!

—¿Que el pie se entrena y que el calzado debe tener forma de pie?

Nadie le había dicho nada de eso. Pero estaba claro. Él llevaba toda la vida con un pie que no estabilizaba su tren inferior, agravado por zapatillas muy amortiguadas que le habían recomendado por el problema de cadera que arrastraba. Cuanta más amortiguación, más inestabilidad y, por lo tanto, más choque en la cabeza del fémur. Gracias a esta consulta, descubrió un mundo maravilloso. No solo zapatillas para correr, sino todo un abanico de calzado respetuoso adecuado a su anchura.

Podocheck 4 ☑

Os animo a plantar los pies en el suelo y pintar una línea encima de cada metatarso de los dedos. Son esos huesos largos anteriores a las falanges de los dedos. Ahora separad los dedos de los pies todo lo que podáis sin ayuda de las manos. Y observad si los dedos forman un ángulo de 180 grados con los metatarsos. Si alguno o varios están desviados, hay que trabajarlos.

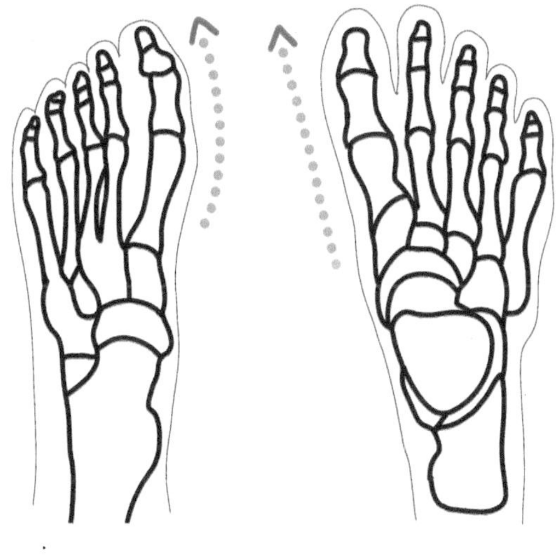

5
Los pies no son los tontos del cuerpo: se entrenan

Hoy está muy extendido y aceptado que, si algo duele, es bueno entrenarlo. Nos suelen venir pacientes a la clínica diagnosticados por sus médicos de condromalacia rotuliana (una pequeña irritación del cartílago de la rótula) y traen la prescripción de «hacer cuádriceps». Es una simplificación tremenda para estos casos, pero, al menos, se sabe que este trabajo de fuerza está médicamente recomendado en muchas patologías. Y con el resto de estructuras ocurre lo mismo: se fortalecen la espalda para las hernias, los hombros para las tendinitis, las caderas para las artrosis... Sin embargo, desde tiempos inmemoriales, siempre que hay una patología del pie se suele recomendar un calzado que sujete y plantillas personalizadas.

A mi juicio, esto ocurre porque el cerebro humano se ha resignado a que la moda del calzado es la que hay y a que los problemas no derivan del uso de dicho calzado, sino que son genéticos y nada puede cambiarlos. En consecuencia, minimizamos al máximo los daños de los pies con un calzado que sujete y amortigüe y utilizamos soportes plantares a medida. Y ahí se ha quedado no solo la sociedad, sino parte del gremio podológico: muchos, convertidos en meros adaptadores de ortesis a pies defenestrados por sus zapatos. ¿Te duele el juanete? Hago una plantilla para que apoye menos esa zona en el suelo. ¿Te duele la cabeza del tercer metatarso? Libero en tu soporte esa zona para que apoyen más otras zonas. ¿Que pronas en exceso? Te coloco una cuñita en la parte interna del talón para que no se nos vaya. Todo esto, eso sí, dentro de un zapato que no permite la función de casi ninguno de los músculos del pie.

El caso de Vera y sus pies planos

Vera era una niña de diez años que vino a consulta con sus preocupados padres. Tenía unos pies anchos, planos y con un juanete ya muy pronunciado en el pie derecho. Lo grave era que llevaba dos años de tratamiento con plantillas dentro de unas zapatillas sin forma de pie. ¿El resultado? Cada vez peor: el dedo estaba más torcido y el dolor era mayor. Me encanta hacer la prueba de fuego con mis pacientes jóvenes porque, generalmente, no han perdido la funcionalidad de los dedos, así que le pedí a Vera que, una vez descalza, pisase encima de la plantilla del podólogo.

—Abre todo lo que puedas los dedos —le indiqué.

Y Vera, no sin esfuerzo, abrió estupendamente bien todos los dedos del pie, hasta el punto de que el juanete no se apreciaba. ¡Los dedos se salían por fuera de la ortesis! Es decir, ella, por falta de trabajo causada por el zapato y la plantilla, había empezado a perder la maravillosa cualidad de separar los dedos de los pies y de activar el puente del pie.

Esto, con diez años, es fácil de corregir. El mismo caso, con cuarenta, es mucho más difícil. Las deformaciones óseas y las artrosis ocasionadas por los zapatos convencionales son reversibles al cien por cien en edades tempranas. Por cada año que pasa, se complican, de tal manera que nos encontramos a muchas personas mayores con grandes deformaciones en los pies tras años y años de zapatos *buenos,* duros, con grandes suelas y punteras estrechas. Y vienen a que les mejoren sus dolores, pero, sobre todo, su inestabilidad al andar. Pero ¿cómo van a andar bien si sus pies tienen más pinta de muñones que de pies? ¡Es terrible! Se asemeja a cuando se anda con zancos. Tienes que estar en continuo movimiento para equilibrar el centro de gravedad. Esos pies ya no sienten el entorno, no separan los dedos, el arco plantar está rígido y la musculatura intrínseca, muerta. ¿Qué pasaría si lleváramos un año con el pie escayolado? Pues algo muy similar a lo que ocurre cuando vamos un año con zapatos convencionales especialmente rígidos. Por eso me suelo referir a estos zapatos como *escayolas con cordones.* No ando muy desviado.

El loto dorado

El loto dorado era una práctica cultural china que implicaba el vendaje de los pies de las mujeres, con el objetivo de hacer que fueran más pequeños y estilizados. Esta tradición se remonta a la dinastía Tang (618-907) y continuó hasta comienzos del siglo XX, cuando fue prohibida como parte de los esfuerzos por modernizar el país.

El proceso solía empezar cuando las niñas tenían entre cuatro y seis años. Se les vendaban los pies con tiras de tela apretadas, forzando el arco del pie hacia abajo y doblando los dedos por debajo de la planta del pie. Esto se realizaba durante varios años, con el fin de lograr pies de entre siete y diez centímetros de longitud, conocidos como *lotos dorados.*

Al igual que la práctica del loto dorado estaba vinculada a normas de belleza y estatus social, los zapatos de tacón o simplemente los estrechos y pequeños se ven más atractivos y elegantes. Hay muchas mujeres que buscan meter sus pies en zapatos de una o dos tallas menos para estilizar más su figura. En consulta, son numerosas las que confiesan lo que hacían en otra época de su vida con tal de ir de acuerdo con los cánones de belleza.

Los pies son auténticos prodigios de ingeniería biológica. Aunque a menudo pasan desapercibidos, estos intrincados conjuntos de huesos, músculos, articulaciones y ligamentos cumplen una función fundamental en cada paso que damos. Los veintiséis huesos y las treinta y tres articulaciones de cada pie trabajan en armonía para brindar una estructura sólida pero flexible, lo que permite realizar una sorprendente variedad de movimientos y adaptarse a diversas superficies.

Los músculos intrínsecos y extrínsecos de los pies son verdaderos maestros en la sincronización, y desempeñan roles cruciales en la estabilidad y la movilidad. A medida que cada paso se ejecuta, entran en acción para proporcionar un soporte sólido, absorber impactos y propulsar el cuerpo hacia delante con una eficiencia asombrosa. Pero la maravilla de los pies no se limita a su capacidad mecánica. También albergan una red intrincada de terminaciones nerviosas que nos ayudan a sentir el mundo que nos rodea con una precisión notable. Cada paso se convierte en una sinfonía de información sensorial: texturas, temperaturas y presiones, todo interpretado por un sistema nervioso periférico altamente sofisticado.

Además, los ligamentos trabajan de manera incansable para mantener la estabilidad de las articulaciones: actúan como guardianes silenciosos de la postura correcta. Su diseño elástico facilita una flexibilidad controlada, lo que garantiza que los pies no solo sean ágiles, sino resistentes a las tensiones diarias.

Cada paso es una coreografía elegante de biomecánica
y sensorial que nos recuerda que, aunque
a menudo subestimados, los pies son héroes cotidianos.

En conjunto, la maravilla del pie radica en su capacidad para llevarnos de un lugar a otro y en su papel multifacético como instrumento de percepción, amortiguador de impactos y motor de movilidad. Cada paso es una coreografía elegante de biomecánica sensorial que nos recuerda que, aunque a menudo subestimados, nuestros pies son auténticos héroes cotidianos en la búsqueda diaria de exploración y equilibrio.

Pues este prodigio de la creación nos lo cargamos por ir a la moda. Y cuando surge un problema lo encerramos más y le ponemos un soporte más rígido aún que la propia suela del calzado. Hace años que huyo de esta orientación terapéutica. Me ha acarreado algún que otro mal trago con profesionales sanitarios que defienden lo contrario. Pero ha merecido la pena, porque todo el mundo, absolutamente todo el mundo, debe entrenar los pies para estar mejor.

El pie plano se entrena. El pie cavo se entrena. Los dedos en garra se entrenan. Los juanetes se entrenan. Las metatarsalgias se entrenan. Los neuromas se entrenan. Y así un largo número de patologías del pie. Simplemente hay que dedicarles tiempo e invertir en un profesional que nos guíe una temporada. ¡Ah!, y se debe utilizar un calzado que no atrofie ni deforme los pies de nuevo. Si voy al gimnasio a entrenar bíceps y tener un buen brazo, no puedo escayolarlo después doce horas. Porque, entonces, todo lo que he ganado lo perderé rápidamente. Lo mismo ocurre con el pie: entreno mis debilidades y el resto del día ando descalzo o con un calzado que imite ir descalzo todo el día.

El caso de José Miguel y sus pies anchos

José Miguel era un paciente con unos pies peculiares: eran muy anchos. Tanto hombres como mujeres con estas características suelen sufrir más que los que tienen los pies estrechos. En este caso, además, José Miguel, amante de la moda del calzado, me confesó que tenía ¡más de trescientos pares de zapatos en casa!, todos de marcas buenas y estilosos. Y, obviamente, ninguno con forma de pie. Pues bien, José Miguel debía prescindir casi por completo de sus amados zapatos para empezar a utilizar calzado con forma de pie y, además, con un ancho especial. Tenía unos dedos en garra con cierta artrosis severa en algunos de ellos y dolores intensos en los puntos de presión: en los callos. Ante esto, había que liberar el pie, entrenarlo y no volver a encerrarlo en zapatos deformadores. Más adelante afrontaremos cada patología por separado para que veáis cómo entrenar cada una de ellas.

Podocheck 5 ☑

Vamos a intentar hacer un *short foot,* un ejercicio que usamos mucho para activar la musculatura que refuerza el arco interno. Empezamos por el pie derecho plano en el suelo. Medirá el número que utilicéis, pongamos un 40 de pie. Os voy a pedir que, sin flexionar los dedos, contraigáis la musculatura intrínseca del arco interno con el objetivo de que el arco aumente su curva y el pie mida una o dos tallas menos. Podéis dibujar en un folio el contorno del pie antes y durante la ejecución del ejercicio: comprobaréis que la longitud llega a variar uno o dos centímetros.

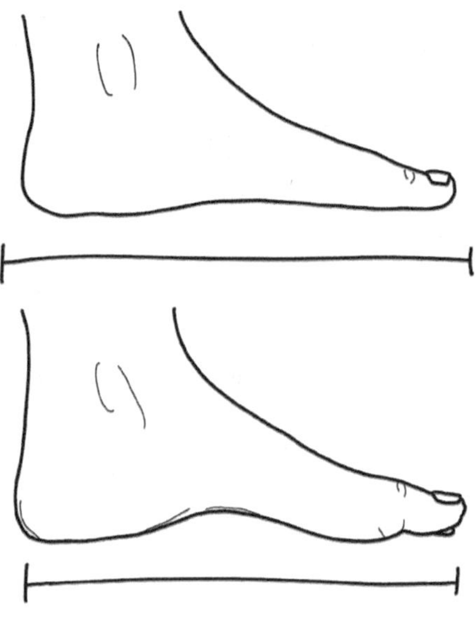

6
El general: el dedo gordo

Cuando hablamos del dedo gordo del pie me viene a la cabeza William Wallace. Fue un líder militar escocés del siglo XIII que desempeñó un papel destacado en la primera guerra de independencia contra Inglaterra. Se convirtió en una figura emblemática de la resistencia escocesa frente a la ocupación, un personaje muy conocido a raíz de la película protagonizada y dirigida por Mel Gibson *Braveheart.* Creo que muchos le cogimos especial simpatía por su capacidad de liderazgo del ejército: mandaba, controlaba, luchaba... ¡Era el verdadero director de orquesta de aquella guerra!

El dedo gordo del pie, también conocido como *hallux,* es una parte fundamental de la anatomía humana. Desempeña un papel crucial en la alineación, la función y el equilibrio de todo el cuerpo. Aunque históricamente —y, en parte, debido a la influencia de la moda del calzado— se ha pasado por alto, este pequeño pero poderoso componente juega un papel esencial en diversas actividades cotidianas, como caminar, correr y mantener el equilibrio. Si en consulta lo exploramos de forma exhaustiva, es porque comprendemos su estructura, su función biomecánica y su impacto en la salud y el rendimiento físico.

Desde una perspectiva anatómica, el dedo gordo del pie es el primero y compone la parte frontal. Su estructura ósea, ligamentosa y muscular se interconecta con el resto del pie y la pierna, con lo que influye directamente en la alineación general del cuerpo. Además, proporciona soporte al arco del pie, una estructura vital para distribuir el peso del organismo y absorber impactos durante la actividad física y la marcha.

Sin embargo, hemos normalizado que casi en la totalidad de la población adulta este dedo esté en mayor o menor medida desviado hacia la línea media del pie. «Tener un pequeño juanete es normal», dicen algunos. ¡Pues no! Todos los días en consulta me fijo en los pies de mis pacientes, y, al colocarlos perfectamente paralelos, se observa casi siempre una pequeña o gran desviación de uno o los dos dedos gordos. Por lo general, el que está más desviado coincide con la pierna patológica del paciente, con el pie de la fascitis, del neuroma, de la metatarsalgia o de la trocanteritis. ¡Y no es casualidad!

Hago un inciso para aclarar de dónde viene la palabra juanete. Proviene de la palabra francesa *oignon,* que significa cebolla. La conexión con la cebolla se debe a que la protuberancia que caracteriza a un juanete a menudo tiene una forma redonda similar a la de una cebolla.

El caso de Angelines: mucho más que un juanete

Angelines es profesora de flamenco, se pasa todo el día taconeando con zapato estrecho. Apareció en consulta por un dolor agudo en la cadera derecha. Tras la pertinente ecografía, se le diagnosticó una tendinitis del glúteo medio de la pierna afectada. El glúteo medio, entre otras cosas, es estabilizador lateral de la cadera, la rodilla y el pie. De hecho, yo creo que es uno de los músculos más implicados en el juanete. ¡Y mira que está lejos del pie! Pues bien, Angelines tenía bastante más juanete en ese pie derecho que en el izquierdo. ¡No es coincidencia! Si el general del pie está torcido, todo el ejército de esa pierna está enfermo. El glúteo medio no es capaz por sí solo de estabilizar la pierna y se acaba lesionando. La curación de la cadera de Angelines pasaba por luchar contra la alineación de ese dedo gordo. Y el calzado de flamenco era un muro difícil de saltar. Con ella conseguimos que no usara tanto los zapatos de tacón en sus clases. Que trabajara ese pie a diario para luchar contra su juanete. Y, por último, que entrenara la fuerza de su glúteo medio, entre otros músculos y regiones corporales. ¡La sintomatología mejoró drásticamente!

En términos de función biomecánica, el dedo gordo del pie desempeña un papel esencial en la marcha y la carrera. Durante la fase de despegue del pie del suelo, el *hallux* impulsa el cuerpo hacia delante, por lo que actúa como un punto de apoyo crítico. Además, la flexión y la extensión del dedo gordo permiten una transición suave entre las fases de apoyo y despegue, lo que facilita el movimiento eficiente del cuerpo.

El equilibrio es otro aspecto fundamental de la función del dedo gordo del pie. Al caminar o correr, actúa como un punto de apoyo crucial, pues contribuye a mantener el equilibrio y prevenir posibles caídas. Además, su participación en la estabilización del pie influye en la postura general del cuerpo, lo que afecta directamente a la columna vertebral y a otras estructuras musculares. Por eso, una de las maneras que utilizamos para trabajarlo es atarlo con un elástico para separarlo del segundo dedo y realizar ejercicios sencillos de equilibrio. En algunos casos, nunca ha trabajado con la alineación original con la que fue creado.

Y es por esto por lo que me cuesta entender a los fabricantes de calzado deportivo convencional. Gastan millones de euros en investigación y desarrollo y nos encontramos con que casi todas las zapatillas de *running* desvían el dedo gordo hacia el segundo dedo. ¿Razón biomecánica? ¡No existe! Es una razón meramente estética. Está consensuado que la puntera estrecha es más bonita. No hay razón científica alguna que diga que, para correr mejor, más rápido y con menos lesiones haya que torcer el dedo gordo. Es solo un asunto de *marketing* y, por lo tanto, económico: van a vender más si las zapatillas son estrechas, ¡si son zapatillas *deformapiés!* La moda, como ya hemos visto, no siempre se lleva bien con la salud. Y llama la atención más aún en el alto rendimiento. Estoy convencido de que muchos atletas se habrían lesionado menos y, en consecuencia, habrían obtenido mejores resultados si les hubieran fabricado zapatillas que respetasen la forma de su pie. Sobre todo, si el dedo gordo hubiera estado alineado con el arco interno del mismo. Son numerosas las fotografías de pies de estrellas mundiales del deporte con grandes deformaciones en los dedos a la vez que son imagen de esas marcas de calzado estrecho. ¡Es terrible!

El arco del pie —una característica distintiva de la anatomía humana— también depende en gran medida del dedo gordo. Este arco sirve como un amortiguador natural, que absorbe impactos y redistribuye la carga del peso corporal. La función adecuada del dedo gordo contribuye a mantener la integridad estructural del arco, lo que evita problemas como la pronación excesiva y la supinación, que pueden dar lugar a lesiones y molestias.

¿Es bueno usar plantillas?

Desde hace años trabajo con los famosos pies planos. Vienen a vernos numerosos pacientes con plantillas extrarrígidas para sujetar esos arcos, que están muy colapsados en algunos casos. No voy a entrar a valorar si las plantillas están bien o mal hechas ni la conveniencia de usarlas. Lo que valoro es que el noventa y nueve por ciento de las mismas están fabricadas para calzado estrecho y, por lo tanto, el dedo gordo estará desviado, con todo lo que eso supone. Si en primero de Podología estudian la importancia de la alineación del dedo gordo ¿por qué hacen plantillas para calzado que lo desvía? La contestación habitual es que el paciente no querrá cambiar de zapato. Mi impresión es que se debería hablar con él con mayor convencimiento:

—¡El calzado debe tener forma de pie o no vas a mejorar!

Al menos, creo que los pacientes necesitan saber que existe la opción de usar un calzado con forma de pie que permite la alineación correcta del *hallux.* Ya solo alineando el dedo gordo produces una activación de la musculatura intrínseca del pie. Sin entrar a valorar la posibilidad de plantilla. Siempre será mejor una plantilla con el dedo gordo en su sitio, ¿no? De hecho, me encuentro con pacientes que no se atreven a intentar vivir sin plantillas, y me paso un buen rato ayudándoles a encontrar un calzado adecuado para meter su plantilla estrecha. Yo soy más de fabricar la plantilla a base de músculo, pero entiendo que haya gente que prefiera el camino fácil de la plantilla, porque lo de entrenar no va con ellos.

Además de su papel en la locomoción, el dedo gordo influye en la distribución de la fuerza a lo largo del pie. Una correcta activación de los músculos asociados con el dedo gordo ayuda a hacerlo de manera uniforme, con lo que se evita la concentración excesiva de presión en áreas específicas. El mecanismo por el cual se sujeta una bóveda en una iglesia implica la distribución cuidadosa de las cargas a través de arcos, contrafuertes, pilares y otros elementos estructurales. Esta combinación de elementos garantiza la estabilidad y la resistencia de la bóveda, lo que permite que la estructura soporte su propio peso y cualquier carga adicional, como la de la cubierta del techo.

Ya os he hablado de que el pie está compuesto por tres arcos. Es importante que la longitud de esos arcos sea la adecuada: el que une el talón con el pequeño, el que une el talón con el gordo y el que une el gordo con el pequeño. La separación entre el gordo y el pequeño es sobre la que más podemos influir porque generalmente está muy reducida por el calzado estrecho. Por este motivo, necesitamos cambiar a calzado ancho y usar elementos como las pulseras de silicona y los separadores de dedos, de los que hablaremos más adelante, para alargar este arco transversal. Hay un músculo que está atrofiado en un altísimo porcentaje de la población adulta, y es el abductor o separador del dedo gordo. El que, al contraerse, debería separarlo del segundo dedo y el que, junto con el del dedo pequeño, es el que también debería alargar o tensar el arco anterior. En el Podocheck 3 probasteis este músculo.

En el ámbito de la salud general, la importancia del dedo gordo del pie se relaciona con la postura y la alineación del cuerpo. Problemas en los pies, incluido el mal alineamiento del dedo gordo, pueden provocar desequilibrios posturales que afecten a la columna vertebral y, en última instancia, a la salud musculoesquelética en su conjunto. Si la base de sustentación es estrecha por esta desviación del *hallux,* el cuerpo debe contraer otros músculos para estabilizar todo el edificio.

Recibo infinidad de mensajes a diario de gente que ha empezado a usar su pie descalzo y con calzado con forma de pie y las molestias de espalda han desaparecido.

El caso de Esperanza y sus molestias de espalda

Esperanza es una paciente mía a la que conozco de hace mucho tiempo. Tenemos un amigo común, un prestigioso traumatólogo que le ha tratado durante años su maltrecha espalda: infiltraciones, operaciones, numerosas sesiones de rehabilitación... Hubo un momento en el que la perdí de vista, aunque retomamos contacto gracias a las redes sociales en 2021. Entonces, ella tenía unos juanetes muy pronunciados, dolor de rodilla y las molestias de espalda habituales, que nunca desaparecieron. Pues entendió a la perfección la importancia del pie y del calzado. Vino a la clínica a entrenar durante meses sus juanetes y sus rodillas. Obviamente, esas estructuras mejoraron por los ejercicios y el cambio de calzado. Ahora puede caminar y hacer excursiones. Pero lo que me comentaba hace poco era que su espalda, sin ningún ejercicio ni cambio de hábito específicos, le dejó de doler hace unos meses. Coincidiendo con el entrenamiento de sus juanetes y de estabilidad del tren inferior. Una vez más, no es casualidad. Un pie con el dedo gordo más alineado y funcional es más estable. Si la base es estable, el resto de la musculatura no tiene que estar tan estresada.

En esta línea aparece la importancia del dedo gordo en la salud del suelo pélvico. En los embarazos, por el sobrepeso, la retención de líquidos y la mayor laxitud en todas las articulaciones, el dedo gordo se ve más afectado si se utiliza un calzado estrecho. Por eso no es casualidad que haya una mayor afectación de incontinencia urinaria en el público femenino. En los últimos años han proliferado los fisioterapeutas expertos en entrenar esta musculatura, que controla esfínteres y sostiene las vísceras de la pelvis. Hay un denominador común en ellos que se va extendiendo como la pólvora: entrenarse sin calzado, separar el *hallux* y sentir el dedo gordo haciendo fuerza contra el suelo para conseguir una mayor activación del suelo pélvico. ¡Maravilloso! Ese empuje activa todo el sistema nervioso y el puente del pie, la paciente crece y todo funciona mejor.

La relación entre el dedo gordo y el canto

Izaskun es profesora de canto lírico en Pamplona. Contactó conmigo hace unos meses por Instagram para contarme lo emocionada que estaba con el descubrimiento del calzado barefoot para sus clases. Lleva años evidenciando que la calidad de la voz y el rendimiento de los cantantes se ven comprometidos muchas veces por el calzado: zapatos que duelen, que elevan el talón y modifican la postura, que generan inestabilidad porque desvían el dedo gordo... A los cantantes les cuesta conservar la postura adecuada durante las horas de ensayos y en las actuaciones. La potencia de voz se ve afectada por el cansancio y porque no pueden mantener una respiración adecuada. Cantar no es solo función de la laringe. De hecho, según me dijo Izaskun, solo le corresponde el diez por ciento; el resto se reparte entre el aparato respiratorio y la zona de resonancia: el tracto que va desde la laringe hasta la boca y la nariz. Cómo estén tus pies importa mucho en la calidad del sonido. Si la mandíbula está tensa por una mala alineación de la cabeza por un calzado inadecuado, el cantante notará que está tenso, incómodo. Cantará peor.

Izaskun me contó una cosa sorprendente. Ella mide en sus alumnos el número de armónicos, la calidad del espectrograma en banda ancha y estrecha, antes y después de hacer ejercicios de la planta del pie. Dice que, en cuanto los estudiantes se descalzan, entrenan el pie y apoyan bien el dedo gordo para favorecer el arco plantar, el sonido sale mejor, más limpio y más confortable para el cantante. ¡Impresionante!

Y quiero hacer hincapié en la mandíbula. Si una mala alineación del dedo gordo genera inestabilidad y, como hemos visto, tensión en la mandíbula, ¿estará relacionada con el bruxismo? Pues parece ser que, en muchos casos, sí. He recibido numerosos mensajes de pacientes que apretaban los dientes por la noche y han dejado de hacerlo a raíz de usar calzado barefoot. Al final, cualquier estresor afecta a la tensión emocional, y, por lo tanto, no es descabellado pensar que te lleves esa tensión a la cama. Una vez que eliminas el sufrimiento del pie, la tensión baja y los maseteros dejan de estar contraídos.

Si un dedo gordo puede influir en la salud de la mandíbula, ¿puede afectar al resto del cuerpo? Sin duda alguna. Vértigos, escoliosis, cefaleas, trocanteritis, tendinitis de rodilla o incluso molestias estomacales... Cualquier parte del cuerpo se puede relacionar con otra, pero, en este caso, tratándose del general del pie —y este, a su vez, ser punto de contacto con el suelo—, cobra especial relevancia. Recordad, si los cimientos fallan, el edificio se tambalea. Que se lo digan a la torre de Pisa.

PODOCHECK 6 ☑

Al igual que en el capítulo 3, ahora vamos a intentar separar el dedo pequeño del pie. Intentad contraer ese abductor del que ya hemos hablado y alejadlo del cuarto dedo. Cuesta porque el pequeñín suele estar escondido debajo del adyacente.

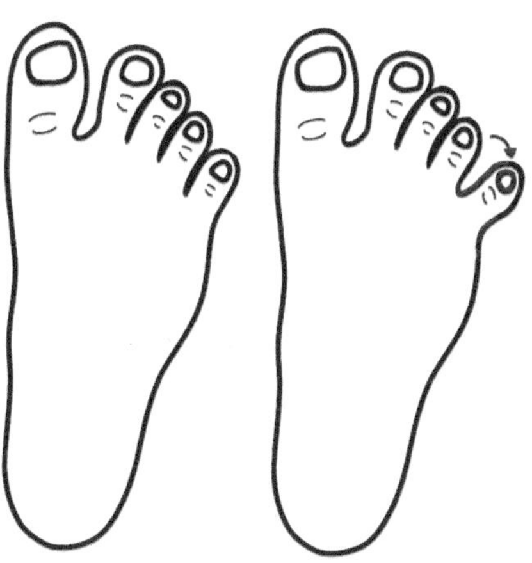

7
TODO PIE ES ENTRENABLE. PATOLOGÍAS MÁS FRECUENTES

En nuestra cultura, generalmente cuesta enseñar los pies. Incluso hay gente que prefiere usar chanclas en la playa y piscina para taparlos un poco. Las mujeres pasan por sesiones de pedicura para ponerlos a punto, ya que no los deben enseñar si no están bien arregladitos. Dedos torcidos o en garra, uñas rotas, pies anchos o planos... Cada uno con sus complejos. Y, desde aquí, os animo a ver vuestros pies como perfectos. Son los que Dios os ha dado para desempeñar vuestras andanzas por la vida. Con sus virtudes y sus defectos. Los que no sufrís problemas tenéis la responsabilidad de cuidarlos. Los que padecen alguna tara os van a ayudar a ser más conscientes de ellos, a entrenarlos y —seguro— a mejorar otros aspectos, como veremos a lo largo de este capítulo tan importante.

Es muy habitual recibir mensajes de seguidores en mis redes sociales en los que me dicen que necesitan usar plantillas y que si es posible utilizarlas dentro del calzado barefoot. Siempre les respondo lo mismo:

—Claro que es posible, pero ¿estás seguro de que las necesitas de verdad?

Se quedan pensativos, porque en algún momento les explicaron que necesitaban plantillas de por vida y que ya no había vuelta atrás. Mucha gente no se plantea que se puede equivocar, y menos aún si cuenta con la aprobación de su médico de confianza:

—¡Es que tengo pie plano!

—¿Y qué más da? —les suelo responder.

Dan por hecho que cualquier pie plano necesita plantilla para ser feliz. Lo mismo ocurre con los pies cavos, los dedos en garra, los juanetes o las metatarsalgias. ¡Todos, absolutamente todos, son entrenables! Y, en infinidad de casos, la plantilla se puede retirar sin problema alguno.

Creo que la mayoría de los pacientes que acuden a realizarse un estudio de pisada salen con la recomendación de plantillas. ¿Esto quiere decir que el ser humano sale defectuoso por naturaleza... o hay algo que interviene en nuestra vida y nos hace enfermar los pies? Mi forma de ver la materia me ha supuesto algún que otro *hater* del sector podológico. Pero mi intención siempre ha sido la de dar luz a muchos pacientes y a profesionales sanitarios para mostrarles que existe una alternativa a la tradicional: entrenar las debilidades del pie para que funcione sin soportes ni suelas correctoras. Esto lo asemejo a la corriente que lleva más tiempo instaurada en la sociedad de que los fisios evitan cirugías e inmovilizaciones que los traumatólogos quieren realizar en determinadas lesiones. La más conocida es el esguince de tobillo: escayolado durante años, y los fisioterapeutas venga a quitar escayolas y mover la articulación. Pienso que, hoy en día, hemos ganado esa batalla, y casi ningún traumatólogo escayola esguinces ya. «Al fisio y que él se encargue», dicen muchos médicos.

> La mayoría de las patologías del pie son agravadas por zapatos que no le permiten funcionar de manera correcta.

De hecho, un gran número de pacientes que usan plantillas en zapato convencional en verano no se calzan y son capaces de caminar kilómetros por la playa. Es la única época del año en la que al pie se le deja ser pie. ¡Y tan felices! Este es uno de los puntos clave que me hizo dudar de las plantillas. Casi nadie las usa en verano, y a nadie se le cae el pie. Es más, la gente se mueve mucho haciendo turismo y pateando por la arena.

—¿Serán realmente necesarias las plantillas? —decía para mis adentros. Pues ahora pienso que no. La mayoría son prescindibles si el paciente dedica la atención necesaria y cambia de calzado.

Me gustaría que los protocolos cambiaran. Como he dicho antes, si uno acude a hacerse un estudio de pisada en una clínica podológica tras veinte, treinta o cuarenta años usando zapatos que deforman y atrofian los pies, ¿qué creéis que saldrá en ese estudio? Pues que el pie apoya mal. Que está enfermo.

—¡Plantillas de por vida! —os dirán.

—¿Para llevarlas dentro del zapato que nos enfermó el pie? —podrías responder. Y os contestarán que sí. Porque se da por sentado que los zapatos son así y no queda otra opción.

¿No será más lógico eliminar la causa que enfermó al pie y, una vez eliminada, intervenir de alguna manera?

Si un día aparece una humedad en el salón de casa, tenéis dos opciones: dejar secar, raspar y pintar... o buscar por dónde se filtra el agua, sellar, dejar secar, raspar y pintar. Si pintáis directamente, estáis apostando por una chapuza, porque la humedad aparecerá de nuevo. Poner una plantilla alivia porque modifica biomecánicamente la forma de caminar del pie enfermo dentro de un zapato que lo enferma. Pero, casi con absoluta seguridad, después de un año habrá que modificar la plantilla por aquí o por allí porque volverá el dolor en otro lado. ¿El motivo? Que el pie sigue encerrado en un zapato que no tiene forma de pie.

Quiero hacer una mención especial a los podólogos que sí hacen plantillas para calzado con forma de pie. Las hay, fundamentalmente, de dos tipos: las de contención elástica y las posturales.

Imaginaos que un corredor de montaña sufre una rotura parcial del tendón del tibial posterior (el tendón que va por la parte interna del tobillo) y que le molesta mucho la simple marcha. En el interior de su calzado respetuoso, y mientras hace ejercicios para recuperarse de su lesión, puede llevar una plantilla flexible (de contención elástica) que le aporte confort y alivio y que le estimule a trabajar mejor.

Las posturales son más sutiles aún, y las utilizan algunos podólogos dentro de una visión global de la persona, es decir, tienen en cuenta incluso si sufren bruxismo o llevan los hombros encogidos, por ejemplo. Colocan unas pequeñas piezas en puntos estratégicos de la delgada plantilla para estimular ciertas partes del pie. Después testan con una serie de pruebas si el desequilibrio (problemas de estabilidad, falta de activación dc cicrtos músculos, lumbalgias) que presentaba mejora. ¡Es muy sorprendente!

Los dos tipos de plantillas, además de realizarse para calzado anatómico, suelen ser temporales y se retiran cuando el paciente ha mejorado de sus molestias o de sus malos hábitos posturales. Y siempre se acompañan de ejercicios específicos: moverse preferiblemente en un entorno natural, estimular, fortalecer... Nunca rigidizan, sostienen ni hacen las veces del músculo, ya que eso provocaría atrofia.

En algunos casos graves, como malformaciones o serios problemas neurológicos, entiendo que la necesidad conlleve un soporte rígido. Pero este debe tener la forma del pie. No se entiende que a un problema serio de salud le añadamos una deformación de los dedos por el mero hecho de resignarnos a la moda.

Por lo tanto, pies cavos y planos, dedos en garra, metatarsalgias, tendinitis, fascitis y un sinfín de patologías más se pueden beneficiar de una plantilla casi siempre temporal y siempre para calzado con forma de pie. Deben ir acompañadas de ejercicios específicos para devolver la salud plena al pie cuanto antes y se pueda prescindir de ella. La mejor plantilla posible es un pie fuerte y flexible, que funcione bien descalzo.

El caso de César y su tendinitis de Aquiles

César era un paciente con el clásico pie cavo, con mucho puente, que se suele agravar con unos dedos en garra terribles. Son pies rígidos, que amortiguan poco y que generan patologías como tendinitis de Aquiles y fascitis, entre otras. Acudió a mi consulta precisamente por una tendinitis de Aquiles que le amargaba la existencia. Llevaba con plantillas toda la vida, pero eso no impedía que los dedos en garra siguieran su curso y que el Aquiles le molestase. Generalmente, en estos casos se pone un soporte en el arco para que apoye de manera uniforme y reparta mejor el peso. Pero los dedos se suelen encoger y, por las punteras estrechas, apiñar. Por lo tanto, es un pie que no puede cumplir casi ninguna de sus funciones: sentir el suelo, amortiguar, impulsar ni estabilizar. Está escayolado en una zapatilla con todo tipo de *gadgets,* pero el pie no trabaja por sí solo.

En consulta, evalué el pie descalzo de César y, tras varios test, vimos que sufría una clara limitación de la flexión dorsal de tobillo. Un tobillo que no flexiona no amortigua ni impulsa de manera adecuada. El uso de drops altos ayuda biomecánicamente a estos pies, pero, al mismo tiempo, evita que el paciente mejore la flexión. Comenzamos a entrenar esta movilidad el mismo día y mandamos trabajo para casa. Al mismo tiempo, quitamos las plantillas, cambiamos de calzado y empezamos con el entrenamiento sin calzado. El resultado a la semana fue que la molestia había disminuido de manera ostensible.

Al mejorar la tendinitis, César comenzó a correr con unas zapatillas respetuosas, pero con algo de amortiguación, lo que le permitía correr sin riesgo de sufrir una fractura por estrés y, al mismo tiempo, le ayudaba a mantener el rango de movilidad del tobillo y a que los dedos se separasen y se estirasen. Es muy frecuente en estos casos empezar con molestias en la fascia, pues lleva años encerrada y necesita elongarse. Y semejante cambio de longitud provoca algunas semanas de dolor. Así le ocurrió a él, pero, poco a poco, fue desapareciendo la molestia y ahora tiene un pie nuevo. Es menos cavo, más flexible, más fuerte y con los dedos más estirados. Consigue hacer vida normal sin plantilla, descalzo en casa y en el gimnasio y siempre con calzado muy ancho, porque así lo requiere su pie.

Con el ejemplo de César quiero decir que cualquier pie, absolutamente cualquiera, es susceptible de entrenarse. El pie cavo se entrena. El pie plano se entrena. El pie con juanete se entrena. Y, en algunos casos —los menos—, quizá necesite una cirugía o un soporte plantar porque no termina de funcionar, muchas veces por malformaciones o problemas neurológicos. Sin embargo, incluso en esos casos hay que usar calzados con forma de pie y hacer ejercicios descalzos —aunque sea tumbados o sentados— para mejorar la función.

«Si existe un paciente paralítico y que, por lo tanto, parece poco probable que vuelva a andar, ¿por qué no ponerle unos zapatos con forma de estrella? Total, no los siente y no los va a utilizar», podríamos decir. Lógicamente, aunque le falte la capacidad de mover los dedos, si los tiene torcidos por un molde con forma de estrella, tendrá mayor probabilidad de padecer úlceras o uñas encarnadas. Este ejemplo, que con la forma de estrella se entiende, también es aplicable a los zapatos con forma de flecha: incrementan el riesgo de que aparezcan heridas por la deformación de los dedos. Los dedos no tienen forma de punta, sino, más bien, de medialuna, y se deben respetar la alineación del dedo gordo y la longitud del dedo más largo. Y de cara a afrontar otras lesiones neurológicas menos graves, exactamente igual: es necesario respetar la anatomía y, además, en estos casos, sentir y mover los dedos de forma correcta.

El caso de Marta y sus pies cavos

Marta acudió recientemente a mi consulta con una polineuropatía de origen desconocido. Tenía daño o disfunción en múltiples nervios periféricos, sin saber muy bien el motivo. Debutó con debilidad, entumecimiento y hormigueo en las extremidades. Venía con unas zapatillas con talón elevado (drop), estrechas delante y superamortiguadas. Y dentro había unas plantillas durísimas con una gomaespuma que dirigía los pies en una u otra dirección. Las llevaba porque, además de su problema neurológico, tenía pies cavos. Le habían dicho que acabaría en silla de ruedas, pero se había esmerado mucho los últimos meses y caminaba mejor. Incluso me contó que había vuelto a conducir: se había conseguido un coche automático y me explicó sonriente que su pie derecho había mejorado gracias al pedal del acelerador. ¡Ahora lo levantaba más! Para mí fue una frase definitiva. Ese pie estaba pidiendo mucho estímulo. No se les pueden dar falsas esperanzas a los pacientes, pero lo que tampoco se puede hacer es dejarlos sin poner toda la carne en el asador. Ese pie necesitaba estímulo, separar los dedos, practicar ejercicios de fuerza con los mismos, sentir el suelo y mejorar la pronosupinación, la movilidad del mediopié y, sobre todo, la estabilidad y la fuerza para disfrutar de una mayor calidad de vida. Con las plantillas y las zapatillas se la estaba condenando a caminar con unos muñones que no molestasen mucho. Con el entrenamiento del pie descalzo, íbamos a fabricar una base sólida sobre la que cimentar el desempeño de sus actividades de la vida diaria con garantías. Ella era profesora en un colegio. Tenía que estar al cien por cien para sus alumnos.

Suelo decirles a mis pacientes que las lesiones son por algo. Gracias a estas, mucha gente descubre el entrenamiento de fuerza, y de esa contrariedad sacan petróleo para el resto del cuerpo y para el resto de su vida. Ya os he contado cómo mi cadera se curó con entrenamiento de fuerza. Si no llega a ser por el aumento de masa muscular, seguiría cojo. Sin embargo, ahora mi composición muscular es mucho más adecuada. De esto no solo depende la salud de mi cadera, sino la del resto de articulaciones y la del corazón; por otro lado, disminuye el riesgo de padecer un cáncer, diabetes y patologías reumáticas y metabólicas que pueden acarrear graves problemas de salud o incluso la muerte.

Hay una frase que repito a mis pacientes: «Cuida tu cuerpo antes de que tu cuerpo te impida cuidarte». Mucha gente llega tarde, y, cuando se quiere dar cuenta, tiene tan abandonado su cuerpo y la calidad de vida es tan pobre que ya no sabes por dónde empezar. Así que estos pies latosos, que nos obligan a entrenarnos constantemente, son una bendición. Gracias a ellos alcanzamos una salud más plena.

Entrena tu cuerpo entero

En todos y cada uno de los entrenamientos de pies que hago, acabo animando al paciente a entrenar el cuerpo entero. Comienzo por unos ejercicios analíticos de la planta, del dedo gordo, del puente... y acabo introduciendo ejercicios de fuerza de rodilla, de cadera, de espalda, de hombros y hasta de cuello, si procede. Separar cualquiera de estas partes del cuerpo de los pies me parece una tremenda estupidez. En las actividades de la vida diaria, lo trabajamos todo a la vez. Subir una maleta al altillo de un armario lo puedo hacer a lo bruto, sin utilizar la fuerza extensora de la pierna, usando solo los hombros. Esto último cuesta más. También podría aprovechar la fuerza de la cadera o la rodilla. Y, si metemos el trabajo de pies de forma habitual en el gimnasio, estos nos estabilizarán mucho más y subiremos la maleta de forma más eficiente. Por eso una sentadilla bien hecha es un ejercicio perfecto para entrenar los pies, al igual que el peso muerto: se trabajan músculos grandes de la cadera y la pierna y músculos pequeños muy importantes en la bóveda plantar. Así, un *press* militar, que es un ejercicio clásico de hombro, nos resulta más fácil por la estabilidad de un pie descalzo y activo. Y todos los ejercicios en apoyo monopodal (a la pata coja) exprimen al máximo las capacidades de ese complejo dedos-planta-tobillo y su conexión con estructuras superiores.

Por lo tanto, y a modo de síntesis, todo pie es entrenable. Creo que el ser humano no nace defectuoso, sino con unas particularidades determinadas: debemos potenciar aquellas que nos hagan más frágiles y tomar conciencia de que la mayoría de los calzados van en detrimento de esto por el mero hecho de no respetar la anatomía del pie. ¿Meterías tu coche, que es rectangular, en un garaje triangular sabiendo que, para que entre del todo, debes aplastar un poco el parachoques y el capó delanteros? Pues eso, que te gusta tu coche tal y como está. Y tus pies tienen que durar mucho más que el coche. Entrénalos descalzos.

Patologías más frecuentes

1. Juanete

Un juanete es una deformidad ósea que se desarrolla en la articulación de la base del dedo gordo del pie. La desviación del gordo hacia el segundo dedo del pie, llamada *hallux valgus*, es la causa que acaba provocando la formación de este bulto en la articulación. Existen factores genéticos, pero el uso de calzado inadecuado es determinante en su aparición. Los juanetes pueden provocar dolor y molestias y, en casos más severos, requerir intervención médica para su corrección.

«Tengo los pies de mi madre», se suele oír. Y es verdad, como ya he dicho, que hay un componente genético. Pero también se suele heredar el gusto por los mismos zapatos o, simplemente, nuestra madre nos puso desde pequeños zapatos que favorecieron la osificación del dedo de manera incorrecta. Porque es la niñez la época más importante para evitar esta deformación. En la edad adulta los tacones y los zapatos excesivamente estrechos la agravarán, pero la osificación se produce en los primeros quince años de vida.

Existen distintos grados de *hallux valgus,* y se puede decir que el noventa y nueve por ciento de la población calzada con zapato convencional lo tiene. Si os fijáis ahora mismo en vuestros pies, aunque no tengáis juanete, veréis cómo el dedo gordo está, en menor o mayor medida, torcido hacia el segundo. Es esta desviación, asociada a la laxitud del pie, al hundimiento o colapso del arco, la que acaba provocando la formación de un nuevo hueso en la base del dedo gordo. En el fondo, se trata de una artrosis o degeneración articular. Por lo tanto, no es solo que el dedo está torcido, sino que el pie cae, pierde estabilidad interna y arrastra el tobillo, la rodilla, la cadera y la espalda en general. Un juanete no es despreciable a la hora de evaluar lesiones a distancia. Un pie con juanete es un pie enfermo y condiciona al resto del cuerpo.

Tradicionalmente, se usaban separadores de silicona a medida que los podólogos, con buen criterio, fabricaban para introducir en los zapatos. El problema era que no había o no conocían zapatos anatómicos de verdad, y los utilizaban en calzados que, aunque eran anchos a la altura del mediopié, siempre acababan en punta en la zona de los dedos. Y esto no tiene sentido, ya que, si los dedos no caben bien dentro de un zapato convencional, al meterles un elemento más, como el separador, la compresión es aún mayor.

El caso de Lucía y su crisis de zapatos

Lucía era una paciente mía que acudió a consulta porque me había visto en las redes sociales. Venía con la intención de corregir su juanete con ejercicios. Siempre que la gente acude por este motivo, les hago la misma pregunta: «¿Estás dispuesto a tirar todos tus zapatos a la basura?». Si la respuesta es afirmativa, podemos empezar a funcionar. Lucía se quedó pálida, pues le gustaba mucho la moda, y no parecía dispuesta a hacer el esfuerzo.

—Pero ¿no puedo hacer ejercicios todos los días y seguir usando mis zapatos? ¿No bastaría con cambiar las zapatillas de deporte? —me preguntó.

—No. El noventa y cinco por ciento de tu vida debes estar descalza del todo o con calzado anatómico. Puntualmente, solo para algunos eventos, puedes ponerte otros zapatos. No tiene sentido entrenarse una hora diaria y luego pasar doce horas con un calzado que atrofia y desvía el dedo gordo.

Vimos un montón de ejercicios, pero creo que Lucía se fue de la consulta un poco decepcionada. No se veía con fuerzas para pasar de la moda.

La primera herramienta para corregir el juanete es practicar el descalcismo lo máximo posible. Lo ideal es hacerlo totalmente descalzo, pero, si no, vale con calcetines de dedos o anchos o con calzado barefoot. Y voy a hacer un apunte sobre esto: barefoot implica suela fina. Que nos permita sentir el suelo y que trabaje el pie. Lo digo porque existen marcas de horma ancha, pero con suelas gruesas; es cierto que no deforman el dedo, pero aportan poco estímulo al pie y los músculos se atontan. No es lo mismo vivir fortaleciendo los pies en cada paso que debilitarlos. Al igual que no es lo mismo caminar por terreno liso que por terreno irregular o pedregoso. Así que completo la idea principal: la primera herramienta es practicar el descalcismo por el terreno más enriquecedor posible (palos, rocas, arena...). El mejor gimnasio de pies es moverse en la naturaleza con la mínima expresión de calzado posible.

No quiero dejar escapar la cantidad de gente que viene a consulta y dice que su juanete le salió en un día. Y esto es así muchas veces.

El caso de Cristina y el golpe en el spa

Cristina era una chica joven, de unos treinta años, que acudió a consulta por un problema de hombro. Al acabar la sesión, me comentó que tenía un juanete y que le molestaba mucho. Se había dado un golpe hacía unos meses en un balneario: se le puso rojo y desde entonces el dedo estaba más torcido y el juanete se había quedado inflamado. Yo le comenté que el golpe había sido definitivo, pero que el origen era la estrechez de los zapatos y le recomendé usar separadores. En ese momento no me hizo mucho caso y acudió a una conocida clínica de podología en Madrid para pedir una segunda opinión. Como no podía ser de otra manera, le hicieron unas plantillas dentro del mismo calzado estrecho que llevaba. Un año después, regresó a mi consulta por una lesión distinta y me volvió a comentar lo de su juanete: le seguía doliendo. Creo que fui mucho más claro en mi explicación y entendió la importancia de usar calzado con forma de pie y separadores, de moverse mucho descalza... Hoy no tiene dolores y los dedos han cambiado radicalmente.

El de Cristina es uno de los múltiples casos en los que el juanete se provoca en un día, aunque la realidad es que se viene cocinando de lejos por la estrechez del calzado: hay un dedo gordo que se ha torcido durante años y que aún no provocaba dolor. Basta un golpe o un uso excesivo de calzado especialmente estrecho para que la articulación se ponga como un tomate y empiece a deformarse.

¿Qué podemos hacer si ya hay juanete? Además del cambio radical de calzado por uno que respete la anatomía de cada pie, lo ideal es individualizar los ejercicios. Porque el juanete no es solo la desviación del dedo gordo del pie que provoca la salida de un bultito, es una patología tridimensional que afecta a la pierna y al cuerpo entero. Por eso no podemos limitarnos a usar un aparato nocturno para alinear el dedo. Os propongo unos *tips* que suelen ser comunes en todos los casos:

- — Caminar en casa descalzos y con separadores de silicona. Siempre en movimiento y por un tiempo cada vez mayor. Los separadores ayudan a que la base de sustentación sea más amplia y a que trabajen todos los dedos mejor alineados. Sobre todo, el dedo gordo.
- — Usar espaciadores dentro de calzado anatómico siempre que el pie quepa bien con ellos dentro. Los espaciadores son similares a los de silicona, pero algo más rígidos. Separan menos entre dedo y dedo, por eso se pueden usar dentro del calzado barefoot. La pieza entre el dedo gordo y el segundo está perforada para introducir en ella algún elemento que amplíe la separación entre ellos.
- — Usar una goma de silicona que una ambos dedos gordos del pie. Colocad los pies en paralelo y separadlos con cuidado, observando cómo los dedos gordos se alinean en su sitio original: ¡como los tienen los bebés! Una vez que están alineados, hacemos ejercicios: levantamos los dedos, levantamos los talones, levantamos solo los dedos gordos...

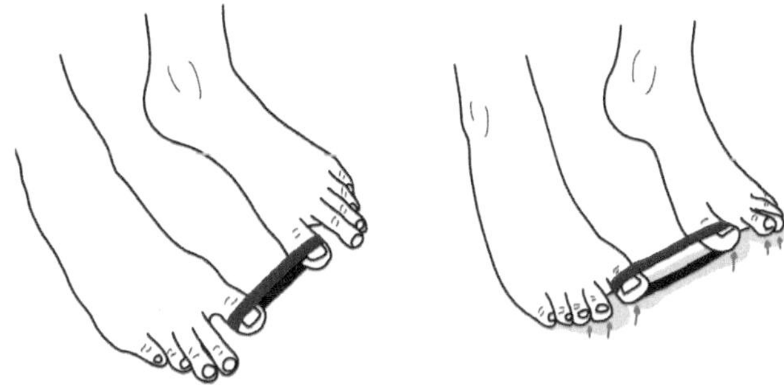

— El ejercicio del *short foot.* Es un ejercicio clásico y sencillo, aunque, a veces, muy complicado de hacer. Consiste en acentuar el arco del pie activando la musculatura intrínseca. Yo siempre digo que es como disminuir una o dos tallas. Se trata de encoger el pie sin flexionar los dedos (es el Podocheck 5).
— Corregir el valgo. El pie valgo se suele producir en pies laxos con el arco del pie con poco tono y que se hunde. Mediante ejercicios con elásticos, activamos los músculos encargados de corregir. Primero, con los dos pies apoyados en el suelo, pero luego en apoyo monopodal, vigilando que el arco está activo, el dedo gordo alineado (utilizando un separador o una goma) y el talón controlado. ¡Es espectacular cómo cambia un pie trabajando a la pata coja un mes seguido! Os aseguro que notaréis que el glúteo, situado en la cadera, está íntimamente ligado con el dedo gordo. De ahí mi obsesión con que se entrene descalzo siempre.

2. Dedos en garra

Los dedos en garra son de las patologías más comunes en nuestra sociedad. Los factores más predisponentes son los pies anchos y el uso de zapatos estrechos; suelen ir ligados a pies cavos y a un acortamiento de la cadena posterior.

El caso de Patricia la Aguilucha

Patricia apareció en mi consulta harta de sufrir por sus dolores en los pies. Llevaba años dedicándoles mucho tiempo, siempre buscando zapatos especiales que no le rozaran en la parte alta de los dedos. Como ella decía, tenía garras de aguilucha. Es frecuente en estos casos que rocen los nudillos de los dedos con el zapato y se formen heridas y callos dolorosos, además de múltiples durezas en las plantas.

Patricia había probado numerosas plantillas, siliconas, fundas de dedos y un largo etcétera de complementos para evitar los sufrimientos diarios. Estaba cansada de pensar qué hacer para no pasarlo tan mal. Los dolores condicionaban sus rutinas: tardaba mucho en prepararse, se llevaba varios pares de zapatos a la oficina, siempre con tiritas en el bolso, se ponía vaselina y hacía visitas constantes al podólogo.

Nada más verme en redes sociales y descubrir que existían zapatos con forma de pie, se compró los primeros barefoot y ¡alucinó con la sensación! Le habían dicho que necesitaba plantillas incluso con las zapatillas de andar por casa y que estas debían tener dos centímetros de cuña. Se dio un pequeño paseo para probar el calzado respetuoso y, al instante, notó que sus dedos se estiraban. ¡Estaba encantada! Poco tiempo después, acabó en mi consulta para ver qué más podía hacer. Le prescribí bastantes ejercicios y le avisé de que necesitaría dos o tres tallas más. Casi todos los pies crecen, pero estos se expanden una barbaridad a lo ancho y a lo largo. Llevan toda una vida comprimidos.

Una vez más —y esto es común a todas las lesiones que vamos a tratar—, las claves son el cambio radical de calzado y el uso de nuestros pies descalzos. En el caso de los dedos en garra, solo con el hecho de incorporar estos hábitos, la mejora es ostensible. ¿Qué ejercicios solemos mandar?

- Mucho trabajo fascial con una pelota de masaje por la planta del pie, el tríceps sural (el gemelo) y la zona de los isquiotibiales (el muslo posterior). Con esto facilitamos un correcto deslizamiento de las distintas capas de la piel con respecto a la fascia y de la fascia con respecto a los músculos.
- La elongación de la cadena posterior (los músculos que están en la parte posterior del cuerpo) mediante, por ejemplo, ejercicios de reeducación postural global: la rana al aire o la bailarina.

— La elongación y ejercicios de movilidad de la musculatura de la planta del pie: flexores de dedos, fundamentalmente.

3. Fascitis

Y llegamos a la temida fascitis. Es una de las patologías estrella, porque a todo lo que duele en la planta se lo denomina fascitis, y esto no es así. La fascitis real es una inflamación de la fascia del pie en la inserción en el calcáneo (el hueso del talón) o muy próxima a él. De hecho, el síntoma más característico es notar un clavo en el talón al levantarse de la cama por la mañana. En muchas ocasiones, nos vienen pacientes con dolores en la zona y, tras la exploración manual y ecográfica, concluimos que la fascia está íntegra y que la culpa del dolor es de otras estructuras cercanas.

El caso de Álvaro y su... ¿fascitis?

Álvaro es un chico joven que se mueve bastante en redes sociales. Empezó a contar a sus seguidores que estaba un poco harto de sus fascitis en los pies: fisios, masajes, zapatillas con mucha amortiguación, etcétera. No nos conocíamos, pero tanto a él en sus redes como a mí en las mías nos llegaban mensajes recomendándonos que nos conociéramos para poner solución a sus pies. Yo me lancé y le escribí un mensaje directo. A los pocos días me contestó y dos semanas más tarde lo tenía en mi consulta evaluando su problema. Hicimos varios test en camilla, de pie y hasta una ecografía para valorar el grosor de la fascia. Nuestra sorpresa fue que ambas fascias estaban íntegras. ¡Bendita ecografía que nos permite esto! Ese pie, el único problema que tenía era que estaba falto de estímulo. Todo el día encerrado en zapatos convencionales y asistiendo a muchos eventos. Nos fuimos al gimnasio a prescribir ejercicios específicos, separadores y más tiempo descalzo. ¡Se fue feliz a casa! No tenía lesión como tal y su pie solo necesitaba ponerse en forma. Pocos días después me dijo que estaba perfecto.

La fascia es una estructura de tejido conjuntivo que ayuda al arco del pie a cumplir su función. De hecho, forma parte del arco interno. Es similar al amortiguador de un coche: absorbe el impacto, impulsa y ayuda a repartir el peso sobre todo el pie. Pero la fascia no es la única encargada de ello. Existen ligamentos, huesos y músculos que también cumplen esta función. ¿Cuál es el problema? Que el calzado convencional deforma los huesos y las articulaciones y la musculatura se inhibe. Así que nos encontramos con que la fascia se ve sola ante el peligro para sujetar toda la fascia plantar. ¿El resultado? Que está sobresolicitada y, al final, se deteriora y tiene que inflamarse para intentar repararse, lo que conlleva un dolor agudo en el talón, a veces muy doloroso e incapacitante.

Tradicionalmente, se ha buscado aliviar el dolor con plantillas o taloneras para intentar que la fascia deje de sufrir, lo que se consigue en numerosas ocasiones; sin embargo, la causa principal —que es que el pie no funciona convenientemente— no debe atacarse así. ¿Cómo se hace? Entrenando el pie descalzo. Y usando un calzado barefoot que ayude al pie a seguir funcionando como pie el resto del día.

El masaje, la infiltración, las plantillas, las taloneras, las ondas de choque, los vendajes... pueden ayudar. A veces hacen desaparecer el dolor por completo o durante un tiempo. Pero ninguna de estas técnicas terapéuticas logra que el pie funcione de manera conveniente. Son soluciones rápidas o parciales. Por eso existe un alto índice de recaída. Solo el entrenamiento del pie descalzo devuelve a la musculatura el protagonismo original.

A continuación, os detallo el protocolo que más utilizo para tratar fascitis. Siempre entreno descalzo y con separadores de dedos de silicona.

— Primero alineamos el dedo gordo de la misma manera que lo hacemos en el tratamiento del juanete.
— Realizamos ejercicios de activación de los flexores del dedo gordo. Es el músculo que empuja el dedo contra el suelo y uno de los principales ayudantes de la fascia plantar. Nos solemos servir de un elástico o aplicamos resistencia con la propia mano.
— Realizamos el ejercicio del *short foot,* anteriormente explicado, y los ejercicios de control de la pronación, que también hemos visto en el apartado del

juanete. Se trata de una activación propia de los músculos que ayudan a la fascia a sujetar el puente.

— Resulta tremendamente interesante en esta patología la activación de los flexores de los dedos. De hecho, hay un ejercicio que va muy bien y que realizamos sentados: clavamos los dedos en el suelo y, mediante una contracción de los músculos flexores, el pie avanza. Se parece al movimiento de un gusano para desplazarse. Cuando hay más control, se puede hacer de pie con ambos pies a la vez.

— Por último, utilizamos alfombrillas sensoriales para desensibilizar la planta del pie y provocar la activación de la musculatura intrínseca. Es muy frecuente que estos pacientes tengan la planta muy sensible, que todo les duela; cuando les haces caminar en estas plataformas, que poseen diferentes relieves y se clavan un poco, subes el umbral de dolor. Luego el suelo liso les parece casi una colchoneta agradable. Sería similar a andar descalzo por un terreno pedregoso.

4. Metatarsalgia

Como su propio nombre indica, la metatarsalgia es el dolor en los metatarsos. Realmente, se produce en la región distal o alejada de los mismos, en la unión con las falanges. Y ¿por qué se produce? Por los zapatos, una vez más: por las punteras estrechas, que hacen que los dedos no trabajen, y por los talones elevados, que favorecen que el peso recaiga en esta zona. «¡Se te ha hundido el meta!», se dice. Los podólogos suelen colocar una ortesis con una semiesfera para levantarlo. Pero, como no se cambia de calzado, por lo general la solución acaba siendo una chapuza más. Si la causa es el calzado, ¡hay que cambiar de calzado!

El caso de Isabel y sus tornillos

Hace poco acudió Isabel a consulta tras cuatro meses intentando recuperarse de una operación del metatarso. Llevaba años luchando contra un dolor en la articulación metatarsofalángica del segundo dedo de su pie derecho. Durante mucho tiempo, llevó tacones, pero en la última década no los toleraba e iba a trabajar con zapatos supuestamente más anchos y acolchados. Le pusieron plantillas, la infiltraron, participó en sesiones de fisio, y nada funcionaba. Desesperada, buscó la solución quirúrgica. Llama la atención que en diez años de tratamiento —supuestamente con los mejores especialistas de Madrid— nadie le advirtiese de que el calzado debe tener la forma del pie. Digo supuestamente porque, en el mismo momento en el que un experto en pies no sabe que el dedo gordo debe ir alineado con el arco interno, muy experto no parece. Es la primera razón de que esta cabeza de los metatarsos se hunda y empiece a sufrir, de que los dedos se deformen y dejen de funcionar.

Isabel mejoró algo al abandonar los tacones, pero nunca lo suficiente porque continuó usando zapato plano y acolchado. ¡Los dedos seguían desalineados y comprimidos! ¡Disfuncionales! De hecho, cuatro meses después de la cirugía, conservaba un callo muy pronunciado en el mismo punto de dolor. Ni siquiera la operación había impedido que ella siguiese pisando ahí. Sobre todo, porque no dejó de utilizar calzado estrecho; en concreto, zapatillas acolchadas de una conocida marca supuestamente buena..., pero estrechas en la puntera. ¡Aún no había eliminado la causa de la disfunción! ¿Qué hicimos con Isabel? Entrenar su pie descalzo para que, poco a poco, recuperase la funcionalidad. Y ¡fuera calzado estrecho!

El término metatarsalgia es muy amplio. Realmente indica dolor en esta zona. Puede ser por una artrosis, una bursitis, una tendinitis, un callo... La causa es similar: con el uso de calzado inadecuado, el pie deja de funcionar y apoya en uno o varios puntos. Siempre los mismos. Y acaba sufriendo ahí. Podríamos hablar, de hecho, de una lesión por estrés: impactos repetidos en una misma zona. Por lo tanto, en todos los casos la solución es la misma desde el punto de vista funcional: hacer funcionar al pie de forma correcta. Con todos los dedos bien alineados y musculados.

¿Y qué ejercicios hacemos? Pues cosas muy similares a las anteriormente vistas: separar el dedo gordo y activarlo, realinear el resto de los dedos, activar el puente, caminar por terreno irregular... En el fondo se trata de conseguir que el pie se comporte como pie para que apoye el cien por cien de su superficie y no solo en la zona de dolor.

5. Neuroma de Morton

El neuroma de Morton es, en esencia, un engrosamiento de los tejidos alrededor de los nervios en la parte frontal del pie, por lo general entre el tercer y el cuarto dedo. Esto puede causar dolor, ardor o entumecimiento en esa área. Está directísimamente relacionado con el calzado estrecho. De hecho, a muchos de los pacientes que lo sufren les desaparece el dolor en cuanto se descalzan.

En los últimos tiempos, hemos visto a la reina Letizia con calzado plano. Es sabido desde hace años que sufre de esta patología tan latosa: siempre muy elegante con trajes y vestidos de grandes marcas, antes o después tenía que pasarle factura el uso de zapatos de tacón bien puntiagudo. Tras un día con zapatillas convencionales en un evento oficial, ha aparecido en otros encuentros de la Casa Real con barefoot: ancho, plano, blando y fino. Es el comienzo de la curación de un neuroma: ¡cambiar de calzado! Desde entonces, a fecha de la escritura del presente manuscrito, no se la ha vuelto a observar con otro tipo de opciones. Los modelos que ha utilizado están agotados en todas las tiendas, lo que ha servido a muchas personas para entender su importancia para la salud y demostrar que se puede ir elegante con zapato plano.

El cambio de calzado radical, el uso de separadores de silicona y caminar por terreno irregular son mano de santo.

También es conveniente que el dedo gordo vuelva a su sitio, pues su desviación suele comprimir al resto de dedos.

Quiero hacer hincapié en lo del terreno irregular. El suelo en nuestra vida es poco estimulante: siempre plano, liso. Si, además, llevamos suelas gruesas, nuestros huesitos del pie no se mueven los unos con respecto a los otros. Los pies están pensados para adaptarse al terreno: para trepar a una rama de un árbol, adaptarse a una roca con grietas o correr por la arena de la playa. Si les añadimos punteras estrechas, se convierten más en muñones que en estructuras flexibles y moldeables.

La fibrosis que se genera con el neuroma de Morton se perpetúa porque no existe el movimiento de cizalla que se produce al desplazarse en terreno irregular. ¡El relieve es vida para el pie! La fibrosis mejora con el movimiento de cada metatarso con respecto al de al lado. Es muy curativo caminar descalzo por terreno irregular cuando hay neuroma, la patología que más rápidamente mejora solo por descalzarse. Es instantáneo en muchos casos, aunque, en los más graves, requiere hacer las cosas bien durante más tiempo.

El caso de Álvaro y su neuroma resistente

Álvaro es un paciente que acudió a consulta con una de mis compañeras de la clínica hace más de un año, diagnosticado de neuroma de Morton. En una sola sesión de ejercicios y con un cambio radical de calzado, mejoró muchísimo, pero le quedaba un dolor residual que no le permitía estar cómodo del todo. Insistimos con alguna sesión extra de fisioterapia invasiva (tratamiento con agujas y corrientes), pero no terminaba de mejorar por completo. A los pocos meses, volvimos a encontrarnos para ver cómo afinar su curación. Le insistimos mucho en el entrenamiento en terreno irregular: había que incidir en ese movimiento de cizalla del pie para romper el tejido fibroso y ampliar el espacio entre los metatarsos. ¡Dimos en el clavo! A las dos semanas, ya se encontraba perfectamente. Caminar por terreno irregular en el medio natural o hacerlo con elementos artificiales en casa es curativo muchas veces: moviliza, articula, fortalece y desensibiliza.

6. Pie plano y pie cavo

Aunque aparentemente son patologías contrarias, las nombro juntas porque tienen más en común de lo que parece. El pie plano necesita mucho estímulo para activarse, y esto solo puede conseguirse descalzo y con barefoot. Y el pie cavo necesita mucho espacio para flexibilizarse y expandirse, y esto solo se puede conseguir descalzo y con barefoot. Por tanto, los dos requieren contacto con la naturaleza y el entorno. Volver a ser pie. El niño apático necesita ponerse a trabajar para que sepa lo que valen las cosas y el niño hiperactivo necesita trabajar también para aprender a centrarse. Son dos casos igualmente antagónicos que precisan lo mismo.

El pie plano requiere activación, y el cavo, flexibilización. El plano necesita más trabajo de fuerza, y el cavo, más trabajo de elongación. Pero ninguno de los dos puede estar encerrado en un calzado que no respeta su anatomía ni los deja activarse ni expandirse. En consecuencia, el primer ejercicio en ambos es caminar descalzo. Por todo tipo de terreno y durante cada vez más tiempo.

Estos son algunos ejercicios específicos para pie plano:

— Alinear el dedo gordo, que suele estar desviado, hacia el segundo dedo.
— Activar el arco del pie mediante el *short foot* o con elásticos.
— Con el pie derecho apoyado en el suelo, girar hacia la derecha unos 90 grados con el resto del cuerpo. Veremos cómo el arco se acentúa por esta rotación tibial.
— Caminar descalzo por terreno irregular.
— Hacer mucho ejercicio de fuerza a la pata coja, con el dedo gordo bien abierto y el arco plantar activo. Los ejercicios a una pierna exigen muchísimo a la musculatura intrínseca del pie. Los utilizo en múltiples patologías.

Y, a continuación, propongo ejercicios específicos para el pie cavo:

— Trabajo fascial con pelotas de la planta del pie y de los gastrocnemios (gemelos).

— Trabajo de elongación de la musculatura de la planta del pie y del tríceps sural.

— Hay un autoexamen de flexión dorsal de tobillo que se llama *lunge test*. Frente a una pared, medimos la distancia que hay desde el dedo más largo hasta el muro, flexionando el tobillo al máximo sin que se nos levante el talón. Nos permite ver el valor absoluto y comparar la movilidad de un pie frente al otro. Existen múltiples ejercicios con elásticos, escalones y pesas para mejorar este rango.

— La rotación interna de tibia es el caso opuesto al del pie plano. Si nos centramos en ese pie derecho apoyado en el suelo, giramos nuestro cuerpo hacia la izquierda, provocamos una rotación interna tibial y vemos cómo se aplana el arco interno.

PODOCHECK 7 ☑

Colocaos sentados con los dos pies bien plantados en paralelo. Intentad levantar el dedo gordo del pie derecho sin que se levanten los otros cuatro dedos. Intentadlo ahora con el pie izquierdo. ¿Qué tal se os da?

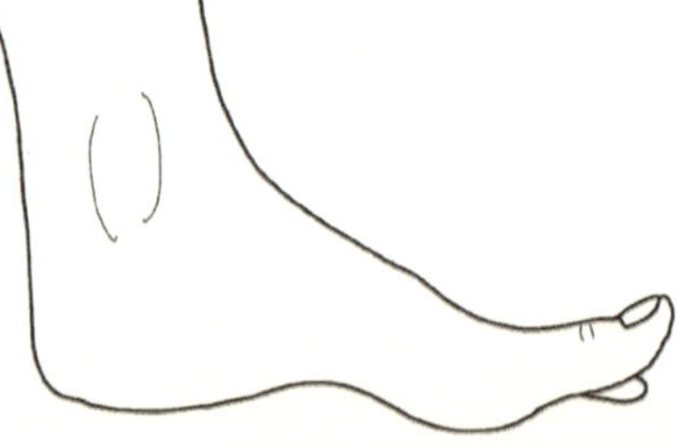

8
PRACTICA EL DESCALCISMO

A lo largo de la historia y en diversas partes del mundo, distintos pueblos han adoptado la costumbre de andar sin calzado como parte de su vida cotidiana. Esto se debe a una combinación de factores culturales, geográficos, climáticos y prácticos. En muchas comunidades africanas, caminar descalzo es común y útil debido a las condiciones de calor. Además, este hábito a menudo se asocia a la conexión con la tierra, a la simplicidad del día a día y a raíces espirituales y ceremoniales. En determinadas zonas de Asia, como en la India, algunas personas, especialmente en áreas rurales, pueden caminar descalzas como una práctica cultural arraigada. Por otro lado, en algunas tradiciones religiosas, como el hinduismo y el jainismo, andar sin zapatos forma parte de ciertos rituales ascéticos. De igual manera, observamos que los maoríes, en Nueva Zelanda, y tribus nativas americanas de Hawái históricamente han caminado descalzos en el marco de su cultura y de su filosofía de conexión con el terreno. Y, en comunidades costeras y entre los pescadores, no llevar zapatos puede ser conveniente, en especial cuando se trabaja en la playa, barcos o áreas cercanas al agua.

El extraño caso de Robin Greenfield

Robin Greenfield es un estadounidense que lleva más de doce años andando descalzo por todas partes en respuesta a lo que él considera una llamada natural. Esta práctica, por la que inicialmente encontró resistencia y comentarios despectivos, se ha convertido en una forma de activismo medioambiental para él. A pesar de sufrir heridas y dolor en los pies, Greenfield mantiene su compromiso de caminar sin zapatos y ha fundado la iniciativa Barefoot School, para compartir sus experiencias y alentar a otros a seguir su ejemplo. Su elección también se alinea con su estilo de vida, minimalista y sostenible, y ve esta práctica como una forma de reconectar con la naturaleza y desafiar las normas sociales establecidas.

Aunque a estas alturas del libro haya quedado clara mi postura acerca de que caminar descalzo es buenísimo, tampoco pretendo defender la postura de Robin. El pie debe desarrollarse y mantener su forma de pie, pero, al mismo tiempo, hay que evitar lesiones e infecciones por ir sin zapatos en espacios peligrosos. Caminar descalzos en entornos seguros es obligatorio: en casa, en el gimnasio, en la playa, en la piscina... Sin embargo, hay que protegerse en entornos hostiles: la alta montaña, las ciudades, escombreras y otros lugares donde pueda haber filos, púas, cristales... Y, luego, existen espacios neutros donde se puede practicar el descalcismo si uno ya está entrenado y familiarizado con él; por ejemplo, un parque conocido y limpio, senderos seguros en la montaña y, como se ve en numerosas zonas costeras, los paseos marítimos. En definitiva, cada uno debe valorar dónde descalzarse para aportarle ese estímulo saludable al pie sin riesgo de accidente o lesión. Una vez más, es sentido común.

Siente el polvo de tu casa

Vamos a empezar por el hogar, un espacio de nivel máximo de seguridad. Hay que ir siempre descalzos o abrigados con calcetines de dedos, como mucho, en épocas frías. Se trata de un espacio preparado por nosotros mismos. En algunos casos, incluso forrado con alfombras o moquetas, que aumentan el confort. Pues bien, mucha gente no soporta andar descalzo por casa: son incapaces de sentir el polvo o unas miguitas de pan en el suelo. Son, precisamente, estos pequeños accidentes los que les aportan estímulos saludables al pie y al sistema nervioso, lo cual resulta útil aunque solo sea para darse cuenta de que hay que pasar la aspiradora. No os hacéis a la idea de la cantidad de gente que sufre dolor de pies al caminar descalzos en casa. ¡Eso no puede ser! Es el primer entrenamiento que mando para iniciarse en el mundo barefoot y el primer síntoma de que el pie está enfermo si no lo tolera. De hecho, uno de los inconvenientes del suelo de casa es que enriquece poco al pie. Es demasiado uniforme... salvo que viváis en una cueva.

El caso de Paqui y sus pies enfermitos

Paqui es una señora con unos pies muy enfermitos: juanetes, dedos en garra, metatarso hundido, como dicen... Vino a mi consulta recomendada para ver si podía ayudarla a sufrir menos. Estaba acostumbrada a los tratamientos convencionales de algunos podólogos: plantillas, ortesis de silicona y poco más. En casa tenía una masajeadora de pies con agua, e incluso ella misma se hacía unos apaños con unos esparadrapos para ir más cómoda dentro de los zapatos y las zapatillas que tienen la forma de su pie ya *enfermado.* Después de explorarla y explicarle los beneficios de empezar a caminar descalza le dije:

—¡Vamos Paqui, de pie descalza!

Ella puso cara de víctima y me preguntó:

—Pero... ¿aquí, en el suelo duro este?

En la clínica tenemos una tarima preciosa que imita la madera. Y, sí, es dura y muy resistente. Paqui se sentó con los pies en el suelo, se levantó con cara de dolor y haciendo aspavientos dio pasitos acompañados de muecas de incomodidad. Me quería matar en ese momento. Nos dirigimos al gimnasio por el amplio pasillo y llegó a duras penas. Paqui tiene buen carácter, y, entre mueca y mueca, se reía de dolor. Uno de los ejercicios que le animé a hacer fue caminar por unas alfombras sensoriales durante un rato. Son como pequeñas esterillas de silicona con relieves ondulantes y puntiagudos que, al principio, generan bastante molestia. Tras unos cinco minutos, le dije: «Al suelo duro de nuevo, Paqui». Y, alucinada, comenzó a caminar por el suelo como si fuera de algodón. Esa sensación de molestia que tenía antes de pisar la alfombrilla había desaparecido y le parecía hasta agradable.

La desensibilización de un pie, o de cualquier otra parte del cuerpo, implica exponer gradualmente la zona a estímulos que puedan resultar incómodos o molestos. Este proceso ayuda a reducir la sensibilidad excesiva y a mejorar la tolerancia a ciertos estímulos. Y esto es precisamente lo que intento con muchos pacientes en consulta. El pie lo tenemos tan acostumbrado a superficies excesivamente planas, lisas y amortiguadas que todo lo que se sale de ahí es identificado como una agresión, así que el sistema nervioso envía señal de alerta.

Por lo tanto, si os duele el pie descalzo en casa, es señal de que el pie está enfermo y necesitáis exponerlo de forma gradual a superficies menos lisas y menos blandas.

Entrénate descalzo

El segundo espacio enriquecedor es el lugar de entrenamiento. Ya os he comentado que yo practico *crossfit* descalzo. Y pretendo que todo el mundo, cada uno a su nivel, se entrene así. ¿Por qué? Porque no se puede separar el entrenamiento de fuerza y estabilidad de la rodilla del pie. Va todo unido. Pero incluso tampoco se puede separar el entrenamiento del hombro del dedo gordo del pie. No es cuestión de cercanía anatómica. Y, al mismo tiempo, con la vida que llevamos, si sacar tiempo para entrenarse ya es complicado, como para encontrar otro rato para entrenar los pies. Espero que, a estas alturas del libro, ya tengáis claro que el pie se entrena. Pues hay que hacerlo junto con el resto del cuerpo.

Todos los días aparece en mi cuenta de Instagram gente practicando ejercicios de fuerza de todo tipo. Cada vez me sorprende más que se haya normalizado una sentadilla a una pierna con unas zapatillas estrechas y amortiguadas: deforman el pie y se pierde el contacto con el suelo. Los dedillos intentan hacer fuerza para estabilizarse, y, entre que están encogidos y que la goma *eva* de la zapatilla absorbe la fuerza, no hay quien complete ese ejercicio de manera correcta. Es una aberración. Los pies se inclinan para todos lados y el sistema nervioso ya no sabe de qué músculo tirar.

Hace años, en un curso sobre patologías en tejido blando, el profesor nos explicó su brillante idea de hacer ejercicios de estabilidad de rodilla con una bota de esquí en el pie para escayolarlo y que solo trabajara la rodilla. A mí me rechinó aquello, pero yo era joven, y el profesor, una eminencia. Todos asentimos y alabamos su ocurrencia sin cuestionar nada. ¡Era una chorrada absoluta! Si el paciente fuera un jugador de fútbol, el sistema nervioso debería trabajar en equipo desde el pie hasta la cabeza. No puedes privar a la rodilla del trabajo en equipo con su pie-tobillo. Son uno.

Y aquí tengo una de mis guerras particulares en las re des sociales. Creo que vamos abriendo mentes, pero cuesta. Nos encontramos con que en la mayoría de los gimnasios no dejan entrenar sin calzado. ¿Los motivos? Generalmente son dos: higiene y seguridad. Culturalmente, en España al menos, se presupone que los pies están llenos de hongos, virus y bacterias horribles. Quizá por la excesiva alarma de las piscinas y los vestuarios. Es cierto que en zonas húmedas proliferan más, pero en zonas secas es extremadamente difícil coger hongos. De lo contrario, todos los que practican yoga, kárate, yudo y otras disciplinas deportivas o sociales estarían devorados por los hongos. Y no es así. Por otro lado, obviamente las zapatillas de deporte tienen la suela mucho más sucia que el pie, así que, en este punto, lanzo una pregunta comprometida al que me cuestiona esto de la higiene: ¿qué chuparías antes, tu pie o la suela de tu zapato? Todo el mundo contesta que el pie. El pie está limpio, al menos mucho más que la zapatilla, que puede haber pisado un excremento de perro por la calle u otra cosa.

La seguridad es la otra traba. Al igual que con los hongos, el que se expone a recibir un golpe es el que libremente se descalza. No creo que ir descalzo sea un peligro para los demás. Mucha gente me dice en *crossfit* que un día se me va a caer la barra cargada con ciento veinte kilos en el pie y que «ya verás». Y me lo dice uno que gasta unas zapatillas de *running* que llevan una telilla fina para, supuestamente, protegerlo de ese elevado peso. ¡Eso no protege nada! ¿Se debería entonces entrenar en un gimnasio con calzado de seguridad? Por suerte, no hemos llegado a ese grado de estupidez. Si fuera real el peligro, la medida preventiva sería usar calzado de seguridad, porque se trabaja moviendo cargas al igual que muchos mozos de almacén. Por lo tanto, si no se exige calzado de seguridad, no se debe privar a nadie de entrenarse descalzo.

El caso de Ana y su meñique

Tengo una paciente que me llamó de urgencia un día porque se había hecho daño en el dedo meñique del pie y lo tenía negro. Antes de que llegase a verme, ya estaba yo preparado para que me dijera que se había golpeado contra la pata de la mesa del salón por ir descalza. Es uno de los accidentes más frecuentes de los descalcistas: la fractura de meñique. La valoré con el ecógrafo para ver si encontraba algo, y sí que parecía que había afectación del hueso. La mandé a Urgencias para que la mirasen bien. Justo antes de marcharse, le pregunté cómo había sido. Se sonrojó porque le daba vergüenza la chorrada de accidente.

—Poniéndome el pijama —respondió.

Se lo puso con tanto ímpetu que se le quedó el dedo meñique por fuera de la pernera y tiró. Así que ya sabéis: es tan peligroso usar pijama como ir descalzo.

Es tanta la diferencia entre entrenar descalzo o calzado que no cabe la discusión. Sobre todo, cuando te dedicas a entrenar a pacientes con patologías varias todo el día. Desde que, hace años, entreno descalzo a la gente, mi ojo se ha agudizado mucho. Una simple sentadilla sin calzado del paciente te ofrece muchísima información: hacia dónde desplaza el peso y el arco del pie, si trabaja el dedo gordo, si una pierna trabaja más que la otra... Por lo tanto, si a mí como técnico la sesión me da tanta información, imaginaos al paciente: aprende a distribuir bien el peso, a ser consciente de accionar el dedo gordo contra el suelo, a activar el arco interno..., cosas de las que, calzado, no eres consciente. Nadie en su sano juicio realiza entrenamiento de fuerza con una rodillera puesta. Al menos, de las rígidas con hierros. Porque se pierde parte del estímulo. Consideramos la sentadilla un ejercicio dominante de rodilla, pero trabaja la cadera y trabaja el pie. Por lo tanto, la mayor parte de los entrenamientos deben hacerse sin calzado para que trabaje el cuerpo entero.

Los gimnasios que permiten a sus clientes entrenarse descalzos aportan un valor añadido. Si no, es como si dijeran:

—¡Aquí podéis entrenar el cuerpo entero menos el pie!

Sobre todo, porque hay espacios donde obligan a descalzarse en algunas actividades, pero, luego, en la sala de *fitness,* por un tema meramente cultural, obligan a calzarse. Es un tema que debe cambiar para que la gente tome conciencia de la salud de sus pies en el momento del día en el que más conciencia toman de su cuerpo.

Gracias a Dios, hay muchos gimnasios sensatos que no solo dejan entrenarse a la gente descalza, sino que lo promueven y, en algunos casos, obligan a ello. Nadie concibe las artes marciales con zapatillas, ni el yoga, la danza contemporánea u otras disciplinas lúdicas o deportivas. Creo que existe un bloqueo cultural o de moda.

El caso de Vanesa y su nueva forma de boxear

Vanesa empezó a competir y a impartir boxeo tras la muerte de su padre, y lo hace a un nivel elevado. Su padre era fan de este deporte, y, como promesa, ella decidió entrenarse para acabar compitiendo encima de un *ring* en su honor. Acudió a mi consulta por un problema en los pies y le solté todo mi arsenal de argumentos a favor de la práctica deportiva descalza. Al principio le generó tensión el tema de hacer boxeo sin botas, pero, tras unos minutos de violencia interna, lo empezó a ver con buenos ojos. Tradicionalmente, en el boxeo siempre se han utilizado botas, y es obligatorio competir con ellas. Mi argumento es que si en otras disciplinas de lucha no se usan, ¿por qué en el boxeo sí? Creo que por un tema cultural y de tradición. Si se cambiara la norma, los boxeadores tendrían más sanos los pies, seguro. Pues bien, Vanesa ahora se entrena gran parte de sus días descalza y enseña a sus alumnos a que hagan lo mismo. Está encantada, y sus pies más.

En muchas otras disciplinas deportivas, creo que debería ocurrir lo mismo. O, al menos, habría que fomentar un calzado que permita al pie desarrollarse con normalidad: sin deformaciones ni sujeciones excesivas. En mi caso, con el *crossfit* lo tengo claro. Sobre todo, cuando se hace a un nivel de deporte-salud. Quizá para competir se necesite en algún momento el calzado. Pero, aun así, en muchos ejercicios no hace falta para nada e incluso entorpece.

Siente la naturaleza

Un tercer espacio en el que debería ejercerse el descalcismo es la naturaleza. Hace poco estuve en una excursión en un lugar espectacular de la sierra de Guadarrama, en Segovia: el área recreativa Los Asientos. Tiene un aparcamiento enorme y desde allí nace una ruta circular alrededor del río Eresma. La ruta es muy llana para ser de montaña, y con dificultad técnica muy fácil. Hay algunas piedras y raíces, pero sin ningún peligro por piedras sueltas o cortantes. Me llamó la atención lo preparada que va la gente a senderos así: botas gigantes, duras, altas y con grandes sujeciones por todos lados. Una vez más, con los pies escayolados: atrofia asegurada. En parte, lo entiendo, porque muchos sienten sus pies frágiles por el calzado del día a día, y ante la más mínima posibilidad de riesgo, hay que ponerse escayolas. Yo iba con una conocida marca de zapatillas minimalistas con tres milímetros de suela antideslizante, pero me entraron ganas de volver al punto de partida de la ruta y hacerla entera descalzo.

Un plan muy de verano, por cierto, pues ir sin zapatos te facilita adentrarte a ratos en el río. Sea como sea, estos planes se pueden disfrutar calzado con unas zapatillas o botas barefoot para evitar accidentes y, en la parada para comer, descalzarse del todo: sentir la hierba, ejercitar los sentidos, hacer equilibrios encima de una rama mientras te tomas el bocadillo o ejercer el *earthing*.

—¿El *earthing?* ¿Eso qué es? —Os preguntaréis algunos. Vamos a explicarlo.

El *earthing*, también conocido como *grounding* o conexión con la tierra, es una práctica que busca restablecer la conexión directa entre el cuerpo humano y la energía del planeta. La premisa detrás de esta práctica es que, en la vida moderna, pasamos la mayor parte del tiempo aislados de la energía natural de la tierra debido al uso de calzado con suela aislante, entornos urbanos y la falta de contacto directo con el suelo. Se argumenta que esta desconexión puede contribuir al estrés, la inflamación y otros problemas de salud.

Los defensores del *earthing* sugieren que caminar descalzo sobre la arena o la hierba o utilizar productos diseñados para conectar el cuerpo con la tierra puede ayudar a equilibrar el sistema eléctrico del cuerpo, reducir la inflamación, mejorar el sueño y promover una sensación general de bienestar. Aunque existen estudios preliminares que han explorado los posibles beneficios del *earthing*, la investigación en esta área aún se encuentra en desarrollo y se necesita más evidencia científica para respaldar por completo estas afirmaciones.

En mi práctica clínica, lo he ido aplicando progresivamente porque creo que puede venir bien. Afirmarle con rotundidad a un paciente que su fascitis se curará por andar sin calzado en el jardín de su casa me parece aventurado. Sin embargo, les sugiero que hagan los ejercicios del pie en la hierba y les explico que existen ciertas evidencias de que el contacto con la tierra mejora la curación de ciertos tejidos. Hace poco me pasaron el caso real de un paciente al que no le cicatrizaba una úlcera en su tobillo. Meses después, empezó a caminar descalzo en la tierra y, en pocos días, la herida se cerró por completo. Son necesarios más estudios. Quizá en este caso fuese el aire o el sol lo que lo ayudó, o, simplemente, la clave fuese dejar la úlcera al descubierto sin taparla durante esas horas de *earthing*. Con cámaras termográficas también se filman zonas corporales inflamadas, y, tras un tiempo de exposición a la tierra, la temperatura (la inflamación) mejora. Yo, de momento, me fío más del efecto puramente mecánico de ejercitar ese pie desnudo y, por qué no, del efecto placentero y desestresante que tiene caminar descalzo por un césped mullido.

Esta circulación eléctrica es fácil de medir con aparatos sencillos, e incluso venden calzado que permite este intercambio de electrones, colchones enchufables con toma de tierra y muchos otros productos que nos permiten estar conectados con el planeta en todo momento. Este hecho es una obviedad. Lo que falta es establecer al cien por cien la relación de este intercambio con un nivel más alto de salud. En ello están.

Últimamente no dejan de enviarme vídeos de australianos descalzos por todos lados: en la calle, en centros comerciales e incluso en cines. Parece que en otros países civilizados sí han integrado el descalcismo con naturalidad. Que se trata de una práctica que se da con relativa frecuencia, y no llama la atención tanto como lo haría en España. A mí me encanta ir con mis zapatillas con dedos y suela ultrafina por todos lados para que la gente me mire y tome conciencia de que su zapato debería tener esa forma, al igual que los guantes tienen forma de mano. De momento solo consigo risas y que me pregunten por mis pies.

Lógicamente, esto de ir descalzo por la calle también se relaciona con el clima. En zonas cálidas y costeras, es mucho más habitual ver a gente descalza por entornos urbanos. El frío, la lluvia e incluso el excesivo calor son una limitación en este sentido. Cruzar el paseo de la Castellana, en Madrid, a las dos de la tarde en julio no se lo recomiendo ni al mayor faquir del planeta. Probablemente se derritan los pies antes de llegar a mitad de camino.

Aunque no me gusta ponerme de ejemplo de nada, os diré cosas que he incorporado a mi vida descalza. Antes, en casa siempre estaba con zapatillas, y eso fue lo primero que corregí. Me entreno descalzo siempre, menos la carrera, que la practico con zapatillas barefoot. Trabajo descalzo la mayor parte del tiempo. Sobre todo, en los meses cálidos. Incluso me muevo bastante descalzo por la instalación deportiva donde se encuentra la clínica. También salgo a la calle descalzo en el pueblo donde vivo: a tirar la basura o a entrenar técnica de carrera en el asfalto delante de casa. En los parques infantiles, si el tiempo lo permite, siempre estamos descalzos. En verano todo es más fácil. Para llegar a nuestra querida playa de Somo, en Cantabria, atravesamos el pinar de Arna descalzos. Te pinchan algunas ramitas, pero ya lo vemos como parte del entrenamiento de esos pies que piden marcha. ¿Y las famosas rocas donde cogemos cangrejos? Pues ya también descalzos. En definitiva, sin cosas raras, trato de estar mucho más tiempo descalzo, y, en cuanto tengo la oportunidad, intento seguir mejorando la salud de mis pies, que han sido maltratados durante cuarenta años con zapatos deformapiés.

Podocheck 8 ☑

Al contrario que en el Podocheck 7, ahora intentad levantar los cuatro últimos dedos del pie, dejando el dedo gordo apoyado en el suelo. ¿Qué tal se os da?

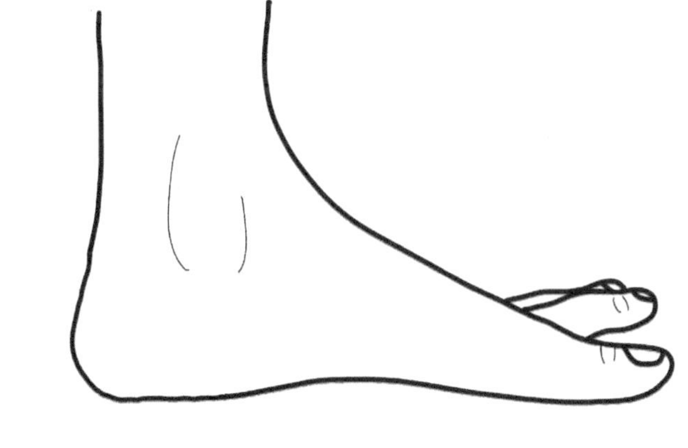

9
El pie en situaciones especiales

Uno de los ataques más férreos que recibe el calzado barefoot es que no es para todo el mundo. Para algunos gremios, solo puede ser usado por personas jóvenes, sanas, con pies perfectos, sin sobrepeso y especialmente fuertes. Y yo sostengo que el zapato con forma de pie sí es para todo el mundo, sin excepción porque todos tenemos pie con forma de pie. Y el calzado convencional deforma esta maravillosa forma. Una vez que usamos zapato respetuoso, ya podemos ver si necesitáis más o menos suela o más o menos drop. Pero el zapato con forma de pie es indiscutible.

El zapato convencional ha provocado durante años pies patológicos y deformados. Quizá la entrada al zapato descalzo deba ser más gradual en casos graves, pero todo pie ha sido creado para ir descalzo, y se debe luchar por llegar a estar descalzo la mayor parte del tiempo si se quieren unos pies sanos. Tolerar suelas muy finas y planas es indicativo de que tu pie está cada vez mejor: le aportan más estímulos al pie, y este, al resto del cuerpo. Por eso me parece aún más importante usar calzado minimalista en casos especiales, como los que vamos a detallar a continuación.

Embarazadas

A veces corremos el peligro de tratar a las embarazadas como enfermas. Y es cierto que hablamos de una etapa de especial cuidado, por la responsabilidad que conlleva tener un bebé en la tripa y por los cambios físicos y hormonales que experimenta la mujer. Irremediablemente, va a pesar más que antes del embarazo, y eso ya es un cambio importante para la salud de los pies. Otro aspecto importante es la llegada en cascada de la relaxina. La relaxina es una hormona producida principalmente por los ovarios y la placenta. Las concentraciones de relaxina aumentan significativamente en el cuerpo de la mujer para desencadenar diversos cambios fisiológicos que son fundamentales para el desarrollo del embarazo y el parto. Uno de los efectos de la relaxina es su capacidad para relajar los tejidos conectivos, incluidos los ligamentos y las articulaciones. Esto es especialmente relevante durante el embarazo, pues ayuda a la preparación del cuerpo para el parto al facilitar la dilatación del cuello uterino y la flexibilización de los huesos de la pelvis.

Aunque la relajación de ligamentos es beneficiosa de cara al parto, también puede tener efectos secundarios negativos. Esta laxitud hace a las embarazadas más propensas a lesiones musculoesqueléticas o a una sensación temporal de inestabilidad en las articulaciones y se relaciona con los famosos dolores de espalda y de caderas, las falsas ciáticas... Los pies no se quedan al margen: se hinchan especialmente al final del embarazo y pueden sufrir el aplanamiento del arco y el agravamiento del dichoso juanete. Los pies caben aún peor dentro del calzado convencional y el arco interno no tiene fuerza para estabilizar la pisada, lo que aumenta el valgo (el puente se hunde). Estos dos factores pueden agudizar el *hallux valgus.* Hay embarazadas a las que les crece el pie una talla entera por el aplanamiento del arco.

Por todo esto, mi equipo de expertos en embarazo y yo recomendamos a las embarazadas entrenarse descalzas y usar calzado barefoot sin duda alguna. Entrenarse descalzas evitará deformaciones por las zapatillas y desencadenará un aumento de la fuerza de la musculatura intrínseca: cuanto más fuerte esté el pie, menos necesitará esos ligamentos que en esta época vital sujetan poco. Al mismo tiempo, un pie sano y activo ayuda al retorno venoso y a que el sistema linfático drene correctamente, lo que evita la hinchazón de pies excesiva. El calzado minimalista va en esta línea, aunque, sobre todo, impide la deformación de los dedos por compresión y deja libertad a las articulaciones del mediopié. Que estas articulaciones gocen de libertad de movimiento permite al pie adaptarse al terreno y ser más funcionales, y eso contribuye a que la musculatura del suelo pélvico y los músculos posturales trabajen mejor. Por otro lado, somos conscientes de que las suelas muy finas pueden provocar dolor en el pie por la excesiva sensibilidad de la mujer en su estado, pero no por eso deben olvidarse de llevar zapatos con forma de pie. Con algo más de suela —e incluso amortiguada—, pero con forma de pie sin duda. Existen varias marcas que respetan la anatomía del pie y aportan una suela de mayor grosor. Algunos podólogos amantes del calzado respetuoso adaptan plantillas de contención elástica para evitar una caída excesiva del puente que agrave el juanete en el embarazo.

Otro consejo habitual en esta etapa es usar una pequeña cuña para impedir que el bebé presione el pubis. Las pubalgias son frecuentes aquí, y, en lugar de proponerse un entrenamiento específico, lo fácil es desplazar el centro de gravedad por delante de la línea del pubis. Esto entraña el riesgo de aumentar la presión sobre el abdomen y, por lo tanto, implica un mayor peligro de agravar la diástasis y que no se recupere bien tras el parto. Durante el embarazo, los dos vientres musculares del recto abdominal se separan para que la tripa pueda dilatarse. Estos están unidos por una membrana que se abre en la gestación, y, tras el parto, debe cerrarse por completo para asegurar un buen funcionamiento abdominopélvico. Cuando no se cierra del todo hablamos de que «se ha quedado con un poco de diástasis». También el tacón aumenta la lordosis lumbar, lo que puede provocar lumbalgia. La lordosis lumbar es la curvatura lumbar fisiológica. Cuando está aumentada por el abuso de tacones, entre otras causas, se denomina hiperlordosis, y afecta a la espalda de manera negativa. Así que nuestra recomendación es calzado plano, entrenamiento y, en casos severos, ayudarse de un cinturón pélvico si hace falta.

El caso de Lucía y su segundo embarazo

Lucía acudió a nuestra consulta embarazada de doce semanas con la intención de prepararse lo mejor posible para el parto. En su primer embarazo había acudido a un centro especializado en el que se trabajaban cosas en camilla y se hacían entrenamientos específicos en el gimnasio.

Ya en la primera valoración, la fisioterapeuta del equipo observó un juanete bastante pronunciado en su pie derecho. Lucía le contó que lo tenía desde hacía bastantes años, pero se le agravó durante su primer embarazo: se le puso rojo y le dolió muchísimo el último trimestre. Le explicamos la importancia de entrenarse descalzos y de usar un calzado con forma de pie. Ella alucinó, porque jamás le habían hablado de algo así. Incluso en el centro adonde había acudido en su primer embarazo, la obligaban a trabajar con zapatillas de deporte convencionales para que su pie no se ensanchara. Lo entendió todo a la perfección y preparó estupendamente su segundo parto entrenándose descalza, con separadores y usando lo máximo posible calzado con forma de pie. El juanete no dio señales de vida durante el final de su embarazo.

Sobrepeso

Los pacientes que acuden a consulta con sobrepeso merecen un trato especialmente delicado. Todos saben que les sobran kilos. La historia de cada uno es un mundo. Hay algunos que vienen psicológicamente bien, pero otros llevan años sufriendo por su condición de obesos. Hay que ser cuidadoso para hacerles entender que su obesidad es, muchas veces, la causa de sus dolencias y, al mismo tiempo, mostrarse muy comprensivos, pues las dietas y un cambio de vida radical les pueden generar estrés y ansiedad. Por eso, me gusta trabajar con un equipo multidisciplinar que me ayude a afrontar estos casos y a conseguir que los pacientes mejoren ciertos hábitos disfrutando del proceso.

El pobre pie es la estructura que soporta todo nuestro peso corporal. Es una obviedad decir que gran parte de su salud depende de la mochila que le pongamos. Pero, al mismo tiempo, nosotros entrenamos los pies haciendo múltiples ejercicios con carga externa: sentadillas pesadas, peso muerto a una pierna... Por lo tanto, el peso quizá no sea el problema principal, sino que agrava las consecuencias del uso de un calzado inadecuado. Es decir, cargar peso con un pie comprimido dentro de un zapato estrecho no parece buena idea. Sin embargo, subir un escalón con el pie descalzo, los dedos bien abiertos y el arco plantar activo es un ejercicio maravilloso.

El caso de Raúl

Raúl es un paciente que apareció hace unos meses en mi consulta desesperado por una fascitis bilateral. Se trata de un empresario muy ocupado, con mucho estrés, mucho viaje y un sobrepeso de más de treinta kilos. Le habían hecho de todo en los pies, sin éxito alguno. Yo lo exploré de forma exhaustiva, como hago con el resto de mis pacientes, e incluso revisé con el ecógrafo el grosor de sus fascias. A mitad de sesión, Raúl me dijo que, además, tenía diabetes tipo 2. Más adelante hablaré de la diabetes, pero, en cuanto nombró la enfermedad, se me encendió una bombilla en la cabeza y le respondí:

—¡Las fascitis son el menor de tus males, pero te han venido muy bien!

Se quedó mirándome sorprendido; entonces, le expliqué que llevaba muchos años provocándose daño con sus malos hábitos y que solo las fascitis le habían hecho tomar conciencia de que no se encontraba sano. Su intensa forma de vivir lo había conducido a su estado físico actual, en el que el sobrepeso es el principal protagonista, pues afecta a todo su metabolismo y, de manera especial, a sus pies, que tienen que soportar paso a paso su volumen.

El mensaje que le trasladé a Raúl es común al que transmito a muchos de mis pacientes que se han abandonado y el mismo que ya he compartido con vosotros:

«Cuida tu cuerpo antes de que tu cuerpo te impida cuidarte». Porque hay numerosas lesiones que solo se curan mejorando drásticamente hábitos de vida: comer bien, descansar, entrenarse, reducir el estrés... Raúl estaba al límite, pero entendió a la perfección que las fascitis son la punta del iceberg. Necesita bajar peso graso, aumentar la masa muscular, mejorar el calzado, entrenar los pies; luego ya veremos si las fascitis siguen doliendo. Si su fascia en cada paso soporta cien kilos y pasa a soportar ochenta, su pie, como es lógico, sufrirá menos.

Muchos pacientes, en cuanto ven mejorar su composición corporal, notan que también mejora la sintomatología de los pies. Y esto, aunque parece una obviedad, cuesta conseguir que la gente lo observe y lo entienda. Buscan un pinchazo milagroso o un masaje magistral que les quite todos sus pesares.

En el caso de las personas obesas, hay que tener especial cuidado durante su transición al calzado respetuoso, ya que su pie desnudo tiene que trabajar aún más cuando se le priva de drop y amortiguación. El talón empieza a soportar mucha carga, y el cambio se les puede hacer algo más doloroso. Por eso, alargar el proceso con unas zapatillas con forma de pie pero con cierta amortiguación les va bien para usarlas casi a diario, que no les duela en exceso la grasa talar (la grasa que tenemos en el talón que actúa como amortiguador natural) y que la cabeza de los metas no sufra demasiado al contacto con el suelo duro.

En conclusión, las personas con sobrepeso se benefician del calzado minimalista cuando deciden ponerse a entrenar su musculatura intrínseca. Si el sobrepeso es un problema, lo es más aún si los pies están metidos en zapatos que los deforman y les impiden trabajar con normalidad. Es infinitamente mejor tener a una persona con sobrepeso con los pies sanos que con los pies enfermos.

Diabetes

La diabetes puede tener efectos significativos en los pies debido a las complicaciones relacionadas con la enfermedad, especialmente si no se maneja de manera adecuada. Estos efectos negativos incluyen neuropatías (daños en los nervios), problemas en los vasos sanguíneos y una mayor susceptibilidad a infecciones. Las personas con diabetes pueden experimentar una disminución de la sensibilidad en los pies, lo que dificulta la detección de lesiones o heridas pequeñas. Todo esto está relacionado con el conocido pie diabético. Este se manifiesta con úlceras en la piel y con infecciones más graves, y, en casos severos y no tratados, puede requerir amputación. Por eso, el cuidado preventivo de los pies es esencial para las personas con diabetes, lo que implica la inspección regular de los pies, el mantenimiento de la higiene, el uso de calzado adecuado y la atención inmediata ante cualquier lesión o signo de infección.

Quizá parezca contraindicado el uso de calzado con poca suela, blando, ancho y plano en estos casos. Sin embargo, tener unos pies sanos resulta fundamental. En la mentalidad de la sociedad, flota en el ambiente la idea de que cuando existe patología en un pie hay que encerrarlo en un zapato duro y compacto para protegerlo. Al contrario. En un calzado barefoot, todos los sistemas del pie funcionan mejor, y, además, al llevar calzado con forma de pie vamos a evitar rozaduras indeseadas y durezas por un reparto de fuerzas irregular. Esta filosofía descalcista ayuda a sentir mejor el terreno, a ser más conscientes de nuestro pie y a vigilarlo más a la hora de entrenarse. Los pies poco sensibles y con mala circulación, encerrados en calzados estrechos, son carne de cañón de úlceras.

En situaciones graves, en las que ya ha habido amputaciones o lesiones cutáneas severas, hay que estudiar cada caso minuciosamente. Alguno puede requerir más suela o incluso una plantilla dentro de un zapato con forma de pie. Porque no por tener un problema severo como la diabetes vamos a privar a estos pacientes de las maravillas de un calzado con forma de pie. Y mucho menos debemos caer en la estupidez de que, por padecer diabetes, se debe llevar un poco de cuña. Parece que la cuña es necesaria para casi todo, y se recomienda constantemente sin que se entienda muy bien la razón. Alguien del mundo de la salud lo afirmó con rotundidad hace años, y, como los loros, los demás la recomiendan para problemas de pies, rodillas, espalda y un sinfín de patologías diversas. Si el ser humano las necesitara, habríamos nacido con cuñas en los talones. De hecho, el hueso más denso del pie es el calcáneo (el hueso del talón). Su densidad viene requerida porque es el encargado de soportar el peso cuando estamos de pie. Si nos ponemos una cuña, el peso cae en los huesos finos del antepié y provoca un exceso de presión en una zona que no está diseñada para cllo, lo que se traduce en dolor, aumento de callosidades, deformaciones en los dedos...

Problemas neurológicos

Existen muchas patologías neurológicas que pueden mejorar si se dejan en libertad los pies: párkinson, parálisis cerebrales, hemiplejias, esclerosis... Los pies presentan numerosísimas terminaciones nerviosas que trabajan constantemente enviando información a centros superiores. Hay enfermedades neurológicas que provocan que dicha sensibilidad se empobrezca, y la mejor manera de enriquecerla es descalzar al paciente para que use un calzado que imite el acto de ir descalzo. El bajo peso del calzado le ayuda a ser más ágil, sentir la temperatura del suelo le estimula y percibir las irregularidades del terreno mejora su propiocepción y el equilibrio. Son todo ventajas para él. Aun así, cada caso conviene valorarlo con los profesionales sanitarios implicados.

El caso de Carlos y su párkinson

Carlos fue diagnosticado de párkinson justo antes del comienzo de la pandemia de Covid-19, en marzo de 2020. Durante los meses de confinamiento en casa no pudieron ajustarle la medicación ni recomendarle ejercicios de entrenamiento para asegurarle una vida autónoma. Acudí a tratarlo en su casa en junio de ese mismo año, cuando ya no era capaz de levantarse de la silla. Los primeros meses mejoró muchísimo: recuperó todas las capacidades que había perdido, pero se le quedaron una característica lentitud de movimiento y cierta torpeza.

Uno de los ejercicios que hacíamos era superar pequeñas vallitas colocadas una detrás de otra. En el fondo, imitábamos sortear pequeños obstáculos de la vida real. Pues bien, empeoraba de manera significativa cuando lo hacía con calzado: tropezaba más porque no era consciente de que debía levantar más el pie.

Por otro lado, las enfermedades así cursan con pérdidas de equilibrio. Llevar un calzado más ancho, con los dedos bien separados y con menos amortiguación ayuda enormemente a los pacientes. Y no olvidemos resaltar que sentir mejor el terreno es importantísimo.

Personas mayores

El calzado para personas de edad avanzada que se vende en las ortopedias y las farmacias es una de las mayores aberraciones que se ven con respecto al zapato hoy en día. Todo es de horma ancha (y no mucho) a la altura de los metas y punteras que comprimen los dedos. Y con la dichosa cuña, claro. Es cierto que, a estas alturas de la película, los dedos ya están tan deformados por la artrosis que los pies entran muy bien en estos zapatos: ¡parecen moldes! Pero no por ello debemos tratarlos como casos perdidos. Podemos caer en la tentación de dejar ir a estas personas, pero os aseguro que, cuando entienden las bondades de un calzado con forma de pie y de caminar descalzo, muchas empiezan a practicar en casa.

El caso de Angelita y sus siliconas

Angelita acudió a consulta medio obligada por su hija. Tenía más de ochenta años y venía con uno de los típicos zapatos ortopédicos para personas mayores. Cuando le pedí que se descalzara, sacó el pie del molde: se veían a través de la media un sinfín de siliconas y fundas para separar los dedillos de los pies. Debía de tardar más de quince minutos en calzarse cada día para que cada pieza estuviera en su sitio. Es muy frecuente encontrarse con siliconas hechas por podólogos con la idea de separar el dedo gordo... ¡dentro de un zapato estrecho! ¡Jamás lo entenderé! Es decir, el pie normal ya no entra en un zapato estrecho, como para encima meterle otra estructura que ocupa espacio. ¡Más presión para los dedos! Pues Angelita traía, como mínimo, tres piezas por pie y alguna fundita de gasa que se ponía ella. Tantos años de calzado estrecho habían provocado que sus dedos se hicieran rozaduras entre sí. El podólogo, en lugar de recomendar el cambio de calzado, le elaboraba siliconas de vez en cuando. ¿Y qué hice yo? Pues explicarle las bondades de caminar descalzo y de usar calzado con forma de pie.

Hoy Angelita no usa zapatos estrechos con cuña ni siliconas. Camina descalza en casa en verano y por la calle lleva calzado «de sartén», como lo llama ella. Dice que parece que va con sartenes en los pies de lo anchos que son. Pero va feliz. Sin rozaduras y mucho más estable. Sin miedo constante a caerse como antes. ¡Larga vida al pie descalzo!

Cuanto más cerca del suelo nos encontramos, más estables somos, y, cuanto más separados van los dedos en cada paso, mejor trabaja toda la maquinaria del equilibrio. ¿Cuántas personas mayores tienen problemas de estabilidad? Cerca del cien por cien. Obviamente, en parte es así por el deterioro cognitivo, sensorial y motor, pero si el punto de contacto está enfermo se agrava el problema.

Últimamente he vuelto a escuchar que el dedo meñique va a desaparecer en la raza humana porque no sirve para nada. ¡Es una absoluta mentira! El dedo meñique tiene una importante misión estabilizadora y propioceptiva si se usa. Para ello hay que dejar al pie ser pie. Y las personas mayores que lleguen con pies sanos a estas edades se moverán mejor y tendrán mucha más estabilidad.

Ceguera

¿Qué ocurre con los ciegos que usan zapatos convencionales? Ya sabéis: suelas gruesas, punteras estrechas, contrafuertes rígidos... Pues que su pie no percibe igual. Tienen esa sensibilidad anulada y dependen casi al cien por cien del bastón para sentir el suelo. Inculcarles la cultura de ir descalzo la mayor parte del tiempo y de usar calzado barefoot les puede ayudar muchísimo a desempeñar sus actividades de la vida diaria y a ser mucho más estables.

Aitor *Gallo* Francesena es un surfista ciego que ha ganado múltiples campeonatos nacionales e internacionales e incluso es doble campeón mundial de surf adaptado. Es sorprendente cómo los cuatro sentidos restantes tienen que ponerse a trabajar a tope para suplir a la vista.

Además de los sentidos comúnmente conocidos, a mí me gusta destacar la propiocepción. La propiocepción se refiere a la capacidad del cuerpo para percibir la posición, el movimiento y la orientación de sus partes. Es un sentido interno que nos permite tener conciencia de la posición relativa de diferentes partes del cuerpo sin depender de la vista. Este sistema sensorial contribuye a la coordinación motora, el equilibrio y la capacidad de realizar movimientos precisos. Los receptores propioceptivos se encuentran en los músculos, los tendones y las articulaciones y le proporcionan información al sistema nervioso central sobre la posición y el estado de tensión de los tejidos musculoesqueléticos.

¿Os imagináis si el surfista Aitor Francesena perdiera la sensibilidad en la planta de sus pies? Pues la limitación ya sería enorme. No sentiría el agua igual, ni la tabla ni la presión exacta que debe aplicar en cada viraje en el mar. Pues esa pérdida de sensibilidad se llega a tener con los zapatos modernos de hoy en día.

PODOCHECK 9 ☑

Con el pie descalzo y con los dedos lo más separados posible, poneos a la pata coja y levantad ligeramente el talón del pie que está apoyado en el suelo (que quepa un folio debajo). Mantened el equilibrio sin agarraros a nada. ¿Sois capaces de aguantar un minuto?

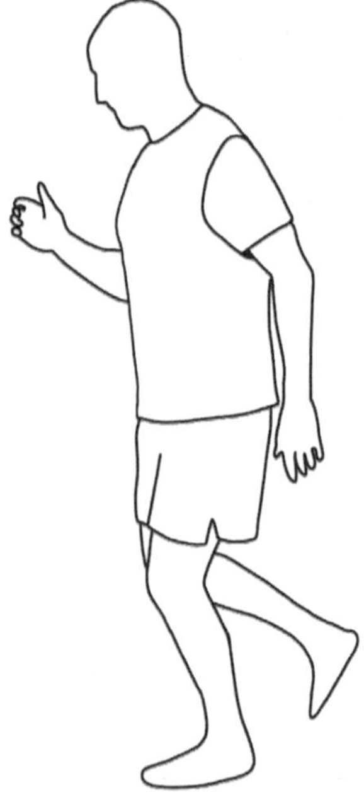

10
Las mejores herramientas para entrenar tus pies

Igual que gozamos de múltiples herramientas para entrenar los brazos y las piernas, tenemos objetos útiles para entrenar los pies; todos son importantes y prescindibles a la vez, y, en algunos casos, necesitaremos más unos que otros. Es importante conocer dichas herramientas y elegir las adecuadas y los ejercicios específicos después de analizar bien los pies que hay que entrenar. Quizá lo más importante de esto sea tomar conciencia de que, una vez que nos ponemos a entrenar los pies, no debemos encerrarlos de nuevo en un calzado que los deforme y atrofie. Esto, que parece una obviedad, es muy frecuente: hay pacientes que quieren corregir sus juanetes, por lo que duermen con aparatos en los dedos y hacen ejercicios todos los días, pero que no quieren prescindir de sus zapatos estrechos de moda. ¡No tiene sentido! Por eso el calzado barefoot es la primera herramienta imprescindible en alguien que quiere corregir sus pies.

Los separadores de dedos de silicona

Una de las herramientas que se han hecho más virales en las redes sociales y en los medios de comunicación son los separadores de dedos de silicona. Consisten en piezas de silicona en las que se introducen los cinco dedos del pie, de manera que cada uno de ellos queda dentro de una pequeña cápsula y entre pieza y pieza se abre un pequeño espacio. Así, el aspecto es el de un pie mucho más ancho y con los dedos más separados, bastante parecido al de los pies de las tribus que jamás han usado calzado.

Igual que los zapatos convencionales deforman y comprimen los dedos, los separadores ayudan a desdeformarlos. Los zapatos fabrican pies con forma de punta, y con los separadores pretendemos que alcancen forma de abanico, algo que, aunque es de pura lógica, se pone en tela de juicio continuamente. Existen algunos sanitarios que dicen que son lesivos, mientras recomiendan a diestro y siniestro zapatillas estrechas con suelas y drops desproporcionados. Los separadores son una herramienta sencilla, barata y fácil de usar que jamás puede provocar lesión alguna.

Encontramos numerosos tipos de separadores de silicona en el mercado. Yo, personalmente, no me caso con ninguno. Muchas empresas os insistirán en que el suyo es el mejor, pero la realidad es que cada paciente es un mundo. Los que me van bien a mí ahora no tienen por qué ser buenos para otra persona. A lo mejor, ni siquiera le venían bien a mi yo del pasado... Me explico: cuando empecé a usarlos tenía los dedos muy comprimidos, y el hecho de separarlos para meter una pieza de silicona era un suplicio. Comencé con un modelo que me recomendaron especialmente ancho, porque yo soy grande, y no aguantaba ni dos minutos por el dolor que me provocaba. Me tuve que comprar unos más pequeños y blandos para empezar a dar de sí las falanges. Pasado un tiempo, retomé los primeros, y ahora son mis favoritos para entrenarme y moverme descalzo por casa o en el trabajo. Por lo tanto, mi recomendación es probar varios. Son baratos, y eso permite jugar con el cambio de modelos y examinar su anchura, dureza, flexibilidad, diseño, color... Cada pie es un mundo, y la forma y los requerimientos son distintos. Hay gente que los necesita de manera imperiosa y gente que no les va a sacar ningún beneficio. Tengo bastantes pacientes a los que les digo que ni se los compren.

¿Cómo se usan? Lo mejor siempre es descalzos y en movimiento. Si os los colocáis para ver la televisión o dormir, los dedos se pondrán un poco moraditos. No entraña ningún riesgo, pero a veces hace que molesten un poco los dedillos, pues las piezas de silicona cortan el riego sanguíneo ligeramente. Queremos realinear los dedos y que trabajen con la separación y la dirección correctas. ¡Sentir y usar el terreno para moverse es superenriquecedor para el pie! Los dedos vuelven a estar como cuando éramos bebés. Y es especialmente importante, como ya hemos explicado en capítulos anteriores, buscar la mejor alineación del dedo gordo. Que este trabaje alineado con el arco interno resulta fundamental.

Recomiendo empezar usando los separadores quince minutos e ir ampliando el tiempo día a día. Los pies más perjudicados sufren más los primeros días. Es normal. Se pueden poner calcetines normales anchos encima o calcetines de dedos debajo de las piezas, sobre todo, en suelos fríos en invierno. Lo ideal es que nuestra piel esté en contacto directo con el suelo y sienta el relieve de las baldosas, la suciedad del piso o alguna miga de pan caída en la cocina. ¡Toda irregularidad enriquece el sistema nervioso!

Un segundo entorno donde no deberíamos dejar de utilizar los separadores es el gimnasio durante el entrenamiento de fuerza, sin calzado siempre que sea posible. Ya he hablado de la importancia del dedo gordo alineado durante una sentadilla o un empuje. Pues los separadores ayudan a eso. Además, en ejercicios del tren superior, como el *curl* de bíceps (la flexión del codo), resulta fundamental sentir que los dedos de los pies están bien abiertos y realizando su función de estabilidad. El famoso *core* no es solo el abdomen: ¡comienza con la estabilidad de los pies!

También podemos usar los separadores dentro de un calzado especialmente ancho. No tiene ningún sentido usarlos en el interior de calzado convencional ni en aquellos zapatos respetuosos que no sean muy anchos. Por eso, recomiendo ponérselos y pisar encima del calzado barefoot que vayamos a utilizar para comprobar que entra bien el pie con ellos puestos. Si se salen, es absurdo llevar los dedos comprimidos. Hablamos de una herramienta que requiere sentido común. En mi caso, utilizo un modelo de separadores más estrecho y blandito para correr con ellos dentro de mi calzado barefoot de *running*. Por lo tanto, si me entreno descalzo, uso los anchos, y para correr calzado uso unos más estrechos y blanditos.

Pulseras de silicona

En 2004, el entonces ciclista estadounidense Lance Armstrong decidió lanzar una campaña para recaudar fondos y concienciar sobre la lucha contra el cáncer. La idea principal detrás de su campaña era crear un símbolo visible de solidaridad y apoyo para las personas afectadas por la enfermedad.

Armstrong, que había superado un cáncer testicular y luego ganó siete títulos consecutivos del Tour de Francia, creó la Lance Armstrong Foundation (más conocida como Livestrong Foundation) en 1997; su misión era proporcionar apoyo práctico y emocional a las personas afectadas por el cáncer y abogar por la investigación y la sensibilización sobre la enfermedad. Lanzó unas pulseras de silicona amarillas que llevaban impresa la palabra Livestrong, junto con el logotipo de la entidad. La pulsera se convirtió en un accesorio de moda y en un símbolo a escala mundial.

Pues este tipo de pulseras se usan en campañas de publicidad de toda clase y son una de las herramientas más usadas para entrenar los pies. Resultan especialmente útiles para corregir el *hallux valgus,* o dedo gordo desviado. Con ella, unimos los dedos gordos de ambos pies a la altura del nacimiento de la uña, al separar los pies y mantenerlos en paralelo, los dedos se alinean de forma correcta. Al probarlo, la gente se sorprende de cómo deberían estar sus dedos y de cuál debería ser la forma de sus zapatos. Ya solo estar así viendo la televisión, estudiando o trabajando, ayuda a la articulación del primer dedo a desdeformarse. El zapato estrecho —que no nos conviene usar más— nos la ha deformado, y con la goma ayudamos a recuperar la posición original: estiramos la cápsula, los ligamentos y los músculos que perpetúan el dedo en una posición que no le corresponde.

Además de estar con la goma tirando de nuestros dedos, realizamos múltiples ejercicios mientras la pulsera cumple su función: elevamos los dedos y los talones, levantamos solo los dedos gordos... Todo ejercicio de movilidad y destreza con los dedos es beneficioso, pues trabajamos músculos que han perdido su función por el excesivo uso de calzado y que hay que recuperar a base de movimiento. Por otro lado, que la herramienta sea pulsera viene muy bien, ya que siempre va con nosotros y, en cualquier ratito de tranquilidad, podemos descalzarnos y entrenarnos. Los mayores beneficios se obtienen en personas que están deseando usar esta gomita en todo momento y han tirado o vendido todo su calzado convencional deformadedos.

Minibandas o elásticos pequeños

Las minibandas son cintas de látex de unos cinco centímetros de ancho, circulares y que nos ayudan mucho a ejercer resistencia en dedos, tobillo, rodillas, caderas o brazos. Son un aliado buenísimo para lograr la activación de músculos dormidos o atontados por los zapatos. Suelen venir en envases de tres o cinco unidades de distintos colores, y cada color hace referencia a una resistencia diferente. Son fáciles de transportar, no pesan, no ocupan y yo digo que son un minigimnasio para los pies.

Uno de los ejercicios que más hago con las minibandas es activar el arco plantar y toda la musculatura involucrada: coloco el elástico entre los dos tobillos del paciente y este separa los pies en paralelo alineados con los hombros. Se siente una resistencia importante en las caderas. El elástico ejerce una fuerza que quiere hundir más aún el arco plantar y yo le pido al paciente que luche contra el elástico. Es maravilloso ver que muchos de los que jamás han entrenado los pies y los tienen planos ven aparecer un resquicio de arco longitudinal. Si a este montaje le sumamos la unión de los dedos gordos mediante otro elástico de menor tensión, nos ayuda a alinear los dedos gordos de forma correcta para que ejerzan una presión en el suelo adecuada con la que estabilizar el pie. La activación del arco y la alineación del dedo gordo son el comienzo de lo que denomino el *foot core.* Al igual que hablamos del trabajo del *core* para referirnos al abdomen, cuando trabajamos la musculatura intrínseca del pie, la llamamos de forma similar.

Como veis, con la simple aplicación de unos elásticos, podemos pasar de un pie sin tono muscular, con el arco plantar hundido y el dedo gordo desviado a un pie activo, con un arco plantar que funciona y un dedo gordo que ejerce su función. Pero el entrenamiento un día aislado no sirve para nada; la repetición de estos ejercicios entre tres y cinco días por semana marca la diferencia. Tanto es así que recomiendo incluir el trabajo con minibandas en otros ejercicios en el gimnasio. Si un paciente va a practicar un simple *curl* de bíceps, puede hacerlo activando los pies o con los pies inertes; ya que se trata de un trabajo de brazos y que tiene que estar en contacto con el suelo, que active los pies con los elásticos, los alinee de forma correcta, que saque un buen arco y, por supuesto, realice el ejercicio de bíceps. Sus brazos y sus pies trabajarán al mismo tiempo, lo que le ayudará, además, a mantener una buena postura.

He hecho referencia al trabajo de brazo, pero la misma postura sirve para hombro, peso muerto o sentadilla. Hay que activar los pies siempre. Son nuestro contacto con el suelo.

El caso de Ricardo y sus problemas de la edad

Ricardo era un paciente mío mayor. Quizá ya haya fallecido, porque aquello fue hace años. Estaba delicado de salud y vino a que le tratara y entrenara. Mi forma de proceder muchas veces consiste en que el paciente me grabe en vídeo practicando los ejercicios que tiene que hacer y luego los hagamos juntos. De esta manera, no se puede olvidar de ninguno de ellos y, además, ve cómo se ejecutan de forma correcta. Pues bien, la primera sesión salió estupendamente: nos entrenamos muy bien y Ricardo se fue encantado a su casa y con los vídeos grabados en su móvil para repetirlos en casa. Las minibandas las compró delante de mí, y estaba previsto que le llegasen esa misma tarde. ¡Nada podía salir mal!

Al día siguiente, llamó a la clínica preocupado porque no se aclaraba con los ejercicios. Yo aluciné y comenté con la secretaria que era muy raro, pues los tenía grabados en vídeo y, aparte, eran muy sencillos. Después de hablarlo por teléfono, él decidió pasarse por la clínica. Al llegar, me enseñó el móvil y me dijo: «Es que con estas fotos no me aclaro nada». Me llevé las manos a la cabeza y le contesté: «Ricardo, tiene que darle al *play*». El pobre había olvidado que eran vídeos.

Las minibandas y otros elásticos, como ya he dicho, nos ayudan a trabajar el *foot core.* La expresión máxima de este trabajo de fuerza del pie es la pata coja. Siempre digo que nos movemos a la pata coja, en referencia a que andamos o corremos siempre apoyando un solo pie, primero uno y luego el otro. Así que la mayor estabilidad del pie debemos trabajarla en apoyo monopodal. El entrenamiento que hemos hecho antes con dos pies siempre es calentamiento, pero el bueno de verdad es a una pierna. «Activa el *foot core* y haz cosas», suelo decir.

La parte final de un entrenamiento de pies se acaba con mucho ejercicio exigente de esta manera: ato el tobillo para activar el arco, ato el dedo gordo para alinearlo bien y que trabaje en su sitio; a veces ato el dedo pequeño a otro elástico y cuando tenemos todo el pie trabajando la estática, le pido al paciente que flexione la rodilla o la cadera o que empuje de hombro... Se trata de hacer gestos deportivos sencillos mientras se está a la pata coja con el pie de apoyo trabajando al doscientos por ciento. ¡La pierna arde a los sesenta o noventa segundos y consigue una activación maravillosa! Músculos que jamás han trabajado en su vida empiezan a recibir estímulos nerviosos. Los posturales del resto del cuerpo sí se han desempeñado muchas veces, pero los de los pies, encerrados en zapatos malos durante años, jamás. Como suelo repetir: «Los músculos del pie flipan. Los freímos a estímulos».

En entrenamiento siempre se va de lo más sencillo a lo más complejo. En la recuperación de lesiones esto se cuida aún más. Pues bien, tenemos gente corriendo maratones que no es capaz de estar descalza a la pata coja durante un minuto, con el arco del pie activo y el dedo gordo en su sitio. A alguno se lo pido y pasa los sesenta segundos haciendo aspavientos para no caer. Es verdad que muchos aguantan, pero, más bien, sobreviven. No lo ejecutan de una manera firme y controlada. Es imprescindible que la gente recupere el entrenamiento de fuerza sin calzado y monopodal para evitar lesiones. Y las minibandas y otros elásticos me parecen la herramienta más sencilla y barata para trabajar el decisivo *foot core*.

Pelotas de masaje

El masaje fascial con pelota es una técnica de automasaje que se centra en liberar la tensión y mejorar la movilidad de los tejidos fasciales mediante el uso de una pelota de goma o de espuma. Los tejidos fasciales son las capas de tejido conectivo que envuelven y sostienen los músculos, los órganos y las estructuras del cuerpo. Este tipo de masaje puede realizarse en diferentes partes del cuerpo y ofrece beneficios como la reducción de la rigidez, el alivio del dolor y la mejora de la flexibilidad. En el pie también resulta una herramienta útil, aunque, como ya he comentado, alguna vez se utiliza mal. Se trata de una herramienta más, y hay que saber usarla. Según el tópico, allí donde sientas dolor, apriétate con la pelotita, pero no debe ser así.

El caso de David y su dolor en el glúteo

David es profesor de *crossfit* en un centro oficial. Es un buen entrenador, y, además, le gusta mucho cuidarse y se queda haciendo horas extras de estiramiento, movilidad y trabajo fascial. Pues bien, un día tenía un dolor en el glúteo que le molestaba. Se puso a estirar, a pasarse un rulo de masaje, y acabó con la pelota buscándose puntos de dolor. Había uno que le dolía especialmente, y se cebó con él. Como le dolía mucho, David apretaba más, e incluso dibujaba circulitos para darse un poco de automasaje. Estuvo alrededor de quince minutos. Al levantarse, tenía la pierna acartonada, adormecimiento en la cara externa y falta de fuerza en el pie. El famoso punto que le dolía no era otra cosa que el mismo nervio ciático. Se había autoprovocado una irritación severa del nervio. Estuvo casi un año con sintomatología nerviosa en esa pierna.

Si vamos de distal a proximal, de los dedos al talón, hacer pasar la pelota por cada dedo nos ayuda a ganar movilidad en ellos, a mejorar su sensibilidad y su destreza. Deberíamos ser capaces de tener una movilidad similar a la de los dedos de la mano; sin embargo, el ser humano los utiliza para caminar y desplazarse, y, evolutivamente, se ha perdido esa motilidad fina. Esto no quiere decir que tengamos que dejar morir esa musculatura. Al contrario: necesitamos estimularla y trabajarla para que el pie no acabe siendo un muñón al final de nuestra pierna.

Si colocamos la pelota detrás de la articulación metatarsofalángica —los huesecitos que tenemos al inicio de los dedos—, me gusta hacer un masaje transversal al mismo tiempo que hacemos una pronación y supinación forzada del pie. Si vamos hacia un lado, la planta del pie acaba mirando en un sentido, y, al ir hacia el otro, mira al lado contrario. Es tremendamente útil este ejercicio para mejorar la movilidad del mediopié y el tobillo.

Por último, recomiendo realizar un masaje fascial longitudinal con la pelota por la planta del pie. ¿Con qué presión? Suave. Sin dolor. No se trata de romper nada, sino de estimular la piel, la fascia y el músculo para aumentar el riego sanguíneo en esa zona y mejorar el deslizamiento de cada capa. Hay que evitar las restricciones de movilidad. Si sumamos esto al masaje con pelota por los gemelos, ya tenemos el protocolo inicial para mejorar la flexión dorsal del tobillo, que es de las cosas más importantes que valorar y tratar en los pies para evitar lesiones en los mismos y en otras partes del cuerpo.

Es muy frecuente ver a pacientes con fascitis plantar que están todo el tiempo con la pelotita. El masaje fascial tiene un sentido concreto. Pasar el día entero irritando la fascia, la piel y la grasa talar no tiene sentido. Se prepara el terreno con la pelota... y a entrenar. No estéis constantemente con la pelota, porque, al final, dejáis la zona más dolorida.

El caso de Inés y su grasa del talón

Inés acudió a consulta diagnosticada por fascitis plantar en ambos pies desde hacía muchísimos años. Estaba desesperada y no encontraba solución: plantillas, ondas de choque, procedimientos EPI... Lo que más rabia le daba era que estaba todo el día haciendo ejercicios y estimulando su planta para que se curara cuanto antes. Incluso había empezado a caminar más tiempo descalza y llevaba unos meses con barefoot.

Después de la exploración de pie y en camilla habitual, le hice una ecografía para ver si se trataba de una fascitis real. Y aquí vimos la clave de su lesión: tenía la grasa del talón totalmente desestructurada. Muy edematizada. Le pregunté:

—¿Usas mucho la pelota de masaje?

Me contestó que a diario y que, además, utilizaba la de *lacrosse,* que es especialmente dura. ¡Se había provocado ella misma la lesión en la planta del pie! Probablemente, debutó con una lesión de la fascia típica, pero había agravado mucho el cuadro por estar todo el tiempo con la pelota.

Alfombrillas sensoriales

Hoy en día, entre las suelas lisas y amortiguadas y los suelos uniformes, tenemos el pie empobrecido de estímulos. Esto hace que su sensibilidad se vea alterada en todos los sentidos. Por un lado, todo lo que se sale de lo acolchado, lo uniforme, lo liso… provoca dolor, ¡cuando no tendría que ser así! Caminar sobre piedrecitas no punzantes ni cortantes debería ser solo un estímulo que nos informara de cómo está el suelo. El dolor es señal de alerta, y, si el piso no es dañino, el mensaje no debería ser de dolor. Partimos de que hay pacientes a los que el mismo suelo de casa les duele. Tienen una alteración sensorial tremenda. Imaginaos si les hacemos caminar por un sendero pedregoso.

Los terrenos lisos hacen que otros receptores sensitivos estén alterados. Hemos visto los del dolor, pero también los de la postura, el equilibrio, los que nos informan de la posición de un dedo con respecto a otro... La musculatura no está acostumbrada a trabajar para adaptarse al terreno y existe un peligro mayor de lesionarse. El pie está sensitivamente débil. Por eso, las alfombrillas sensoriales ayudan mucho, aunque lo más eficaz y rico en estímulos es desplazarse descalzo por la naturaleza: por caminos y rocas, sobre hojas y troncos de árboles...

Las alfombrillas y otros elementos son útiles en invierno y en casas con una ubicación urbana y pobre en estímulos, ya sea por la falta de un jardín o por la ausencia de parques cercanos donde desenvolverse en un entorno natural.

Elementos de equilibrio

Hay una máxima en el entrenamiento de cualquier disciplina, y es que, para mejorar cualquier gesto técnico, lo que hay que hacer es repetir, repetir y repetir hasta que salga. Este es el motivo de que las gimnastas o las nadadoras de sincronizada estén tantas horas en el centro de entrenamiento trabajando las coreografías. En otros deportes, como el golf o el tiro con arco, también las horas de repetición del gesto técnico resultan fundamentales. E incluso en deportes de contacto o de aparente menor concentración, como el fútbol y el pádel, también es importante repetir el gesto deportivo a pesar de que cada golpeo es totalmente diferente. Vamos que, para mejorar, hay que entrenarse.

Fuera ya del mundo del deporte, en el día a día, nadie se entrena para caminar. Cualquiera podría decir: «Qué tontería, ¿para qué vas a entrenar la marcha?». Pues, precisamente, para evitar lesiones y, al mismo tiempo, para ser más eficaces. De hecho, probablemente sea el ejercicio más realizado a escala global. Todo el mundo anda por obligación o diversión. Es más: un gran número de lesiones se producen andando.

Como hemos visto a lo largo del libro, la musculatura del pie está desactivada por los zapatos estrechos. A medida que nos descalzamos y usamos calzado descalzo, debemos entrenar la musculatura del pie si queremos afrontar cualquier terreno y superficie. Y para esto es imprescindible que cada pie, de manera individualizada, esté muy fuerte y estable. Siempre les digo a mis pacientes que caminamos y corremos a la pata coja: primero un pie y luego el otro. Por eso, necesitamos asegurar que cada pie sea estable y fuerte por sí solo. En este punto es donde hay que repetir para entrenar la buena marcha: con el pie descalzo y a la pata coja en distintos elementos y superficies.

Antes hemos hablado de las alfombrillas, que también podemos utilizar para realizar ejercicios de equilibrio. Ahora quería ver con vosotros la barra de equilibrio. En el fondo, vale cualquier elemento estimulante y relativamente estrecho que nos ayude a fortalecer aún más la musculatura intrínseca del pie. En la clínica tenemos, por ejemplo, la típica soga; esta, extendida sobre el suelo, nos sirve casi como el cable de acero del funambulista. Caminar descalzo encima de ella es maravilloso: cada dedo quiere agarrarse a ella para no caer. Y, entonces, empezamos a despertar la musculatura intrínseca de los dedos. ¡Y a intentar batir récords! ¡A ver quién aguanta más!

Es un ejercicio que nos pone muy fuerte el *foot core.* Existen barras de madera similares de mayor o menor longitud e incluso hay personas que talan la rama de un árbol y la ponen en su jardín para entrenarse sin calzado encima de ella.

Otros elementos que utilizamos que dependen de la patología que queramos tratar son el plato de equilibrio (un plato redondo con una semiesfera debajo pegada), el famoso *bosu* (una semiesfera de goma blandita e hinchable para realizar ejercicios en superficies inestables) o pequeñas tablas articuladas que nos ayudan a estimular el pie en una u otra dirección. Al final, la idea es retar al pie, descalzo y a una pierna. Hacer que se enfrente a elementos difíciles de controlar. Despertar a la musculatura y que exista una perfecta conexión entre el sistema nervioso y las estructuras encargadas de velar por nuestra salud a la hora de desenvolvernos por el entorno.

Como veis, entrenar pies no requiere grandes tecnologías. Necesitamos elementos sencillos, baratos y muy estimulantes. Aquí cabe todo. De hecho, hay personas que le dedican todos los días tiempo al automasaje de los pies: deslizan su pulgar por entre los metatarsos del pie, estiran de los dedos hacia los lados, retuercen el pie hacia donde notan un poco de restricción... He visto a gente haciéndose automasajes con cucharas, practicando ejercicios con el palo de la escoba y estimulando algún músculo de la planta con un cepillo de púas. Yo mismo he utilizado electroestimuladores y agujas para trabajar algún músculo dormidito. Todo vale mientras tenga un sentido y no nos hagamos daño. Ayudaos de algún profesional que os eche una mano.

PODOCHECK 10 ☑

Andad de puntillas a cámara lenta. Hay que obligarse a permanecer tres segundos a la pata coja antes de apoyar la otra pierna. Podemos caminar recto, hacia los lados o marcha atrás. Contad despacio esos tres segundos.

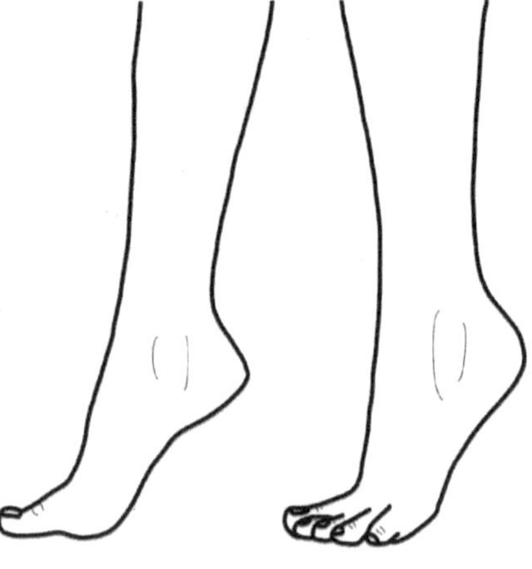

11
El calzado descalzo

El calzado barefoot, o descalzo, busca imitar la sensación de caminar sin zapatos al mismo tiempo que proporciona cierta protección. Este tipo de calzado está diseñado para permitir un movimiento más natural del pie, mantener una conexión más directa con el suelo y evitar los posibles riesgos del terreno al que nos vayamos a enfrentar. Aquí es donde entra el sentido común. No es lo mismo subir el Aneto que ir al supermercado. Al Aneto, en invierno, debes ir con un calzado que te aísle del frío y de la nieve y que te proporcione agarre, mientras que al supermercado puedes acercarte con una sandalia cuya suela sea de dos milímetros de grosor. Entre los dos extremos hay una amplia gama de grises.

El ancho y la forma

Lo primero y lo más importante: el calzado debe tener el tamaño y la forma más parecidos a nuestro pie. En general, los zapatos convencionales —sobre todo, en la zona de la puntera— son excesivamente estrechos y con forma de flecha.

Defiendo que la forma respete la anatomía del pie, con especial atención a la correcta alineación del dedo gordo. Que, al menos, este continúe recto la línea del arco interno, aunque cada vez me gustan más las marcas que dejan espacio al dedo gordo para que se separe del segundo dedo. En este aspecto, cabe destacar que, igual que hay tallas de largo, deberían existir, como mínimo, dos o tres tallas de ancho. Nos encontramos con pies larguísimos y finos y pies cortísimos y anchos; de hecho, es frecuente que las marcas diseñen zapatos más anchos cuanto más largo es el pie. Sin embargo, hay hombres con un 42 de pie que necesitan la anchura del que tiene un 46. Y también he visto a mujeres con un 40 a las que les baila el pie en todos los calzados minimalistas. Se dan casos en los que observamos problemas de individualización. Las marcas me dicen que fabricar tallas de ancho encarece el producto enormemente. Ya no te digo si los zapatos se elaboran a medida.

El caso de mis pies y las Crocs

En casa tenemos un pequeño jardín con muchos rosales. Hace unos meses —era otoño y hacía fresco—, me dispuse a trabajar en él para quitar ramas y hojas sobrantes. Guardo mis Crocs de toda la vida en la caseta, y llevaba más de un año sin usarlos. Los cogí para no pincharme con los rosales y cuál fue mi sorpresa al comprobar que mi pie no cabía. Tuve que hacer verdaderos esfuerzos para poder ponérmelos, con la tira que sujeta el talón detrás. Esos Crocs los había usado durante diez años como zapatilla de andar por casa, y os aseguro que el pie iba muy bien dentro. Sin embargo, ahora no cabía ni de ancho ni de largo. Era como que el pie se había musculado y había crecido.

Lo que acabo de contaros es un hecho generalizado. Toda persona que empieza a funcionar mucho más tiempo sin calzado y a usar calzado minimalista experimenta un crecimiento a lo largo y a lo ancho del pie. Se dice que crece, pero la realidad es que el pie va recuperando su longitud, su anchura y su forma naturales. Si nunca nos hubiéramos calzado, nuestro pie sería radicalmente distinto y muchísimo más funcional. La mejora de numerosas sintomatologías de los pies se da de forma inmediata al cambiar el tipo de calzado por usar un calzado donde el pie cabe.

Siempre que voy a los karts me pasa lo mismo: mi cabeza no cabe en ningún casco de los que suelen ofrecerse. Creo que es un poco más larga en el eje posteroanterior que la talla XL de los cascos habituales: todos se me clavan y me acaban haciendo daño y provocando dolor de cabeza. Algo similar me ocurre con mi casco de esquí y mi casco de bici. Me he acostumbrado a tener dolor siempre que los uso. Pues bien, hay gente que vive con constante dolor de pies porque sus pies piden espacio.

Frecuentemente, aparecen en consulta pacientes sufrientes de pies que, a la pregunta «en casa, descalzo, ¿cómo estás?», responden: «En casa, sin zapatos, estoy feliz. O en la piscina». Me encanta. Hay pies que piden solo espacio para los pies. Ni correcciones biomecánicas ni taloneras acolchadas. Solo espacio. De hecho, si a un pie que no cabe en los zapatos convencionales le ponemos una plantilla, el espacio disminuye aún más. Por eso hay gente que no tolera la plantilla.

Por lo tanto, a la hora de comprar un calzado barefoot, hay que mirar muy bien el largo y el ancho y tener en cuenta que el pie, sobre todo en los primeros meses, va a crecer. Prefiero que quede un poco holgado para que el pie recupere su tamaño original. Los dolores disminuyen, los dedos gordos mejoran su alineación, los dedos en garra se estiran, los pies cavos se aplanan y los pies planos se activan. ¡Es maravilloso!

Con respecto a esta forma del calzado, creo que es el punto de mayor consenso entre los especialistas: todos coincidimos en que el zapato debe ser ancho. El problema es que aún hay gente que no sabe que existen zapatos con la forma exacta del pie y que piensa que cualquier zapatilla de deporte es ancha. Los calzados convencionales son convergentes en la puntera, lo que provoca el apiñamiento de los dedos. En cuanto descubren que existe calzado ancho de verdad, con el dedo gordo en su sitio, a todo el mundo de la salud le parece estupendo. Con la suela y los drops, ya hay más discusión. Pero, al menos, la forma es el punto de unión.

Hace poco me grabé un vídeo saltando en el gimnasio del trabajo; al ponerlo a cámara lenta, se ve perfectamente cómo el dedo gordo, en cada apoyo en el suelo, se separa del segundo dedo. ¡Los dedos se separan! Esto debe ocurrir en cada paso que damos. También se produce un crecimiento del pie desde atrás hacia delante. Por eso, elegir un ancho y un largo quc pcrmita al pie funcionar correctamente es fundamental.

La suela

Siguiendo el principio de que el mejor calzado es el que mejor imita el pie descalzo, la mejor suela debería ser la más fina posible. De hecho, la mayor parte de la gente está feliz con calcetines en casa. ¡Suela más fina imposible! Yo, en mi caso, tengo unas zapatillas con espacio para cada dedo cuya suela mide dos milímetros de grosor. Pocos calzados son tan minimalistas.

Sentir el terreno no es malo. Es frecuente oír este comentario al inicio del cambio al descalcismo: «Es que siento todas las piedras». ¡Bien! ¡Eso es positivo! Cada vez que notamos una rugosidad, una juntura, un baldosín mal colocado o una rama cruzada en la acera, la sensibilidad del pie, su musculatura y sus articulaciones trabajan. Dejamos de tener un muñón al final de la pierna para empezar a tener una estructura viva y sana que nos permite sentir el terreno, adaptarnos a él y mandar las señales necesarias para que el resto de las estructuras funcionen correctamente. Mejora nuestra propiocepción. Se producen menos tropezones y, en el caso de los niños, conseguimos que sean mucho más ágiles. Se van a desenvolver mucho mejor en el entorno.

La suela debería ofrecer la protección adecuada de acuerdo con dos aspectos: el terreno donde nos desenvolvemos y la salud del pie del usuario del calzado.

Según el terreno, como norma general, cuanto más agresivo y abrupto sea, mayor grosor, dureza y relieve necesitamos en las suelas. Las del calzado para caminar por la montaña deben ser más densas para evitar clavarnos piedras cortantes. Sin embargo, en los suelos lisos y seguros basta con suelas casi inexistentes. De hecho, en países como Australia y Nueva Zelanda, es frecuente ver a gente descalza en los centros comerciales o paseando por la calle. Por eso me gusta meter un tercer factor, y es el cultural. En España parece una insensatez ir por la calle descalzo cuando los suelos son lisos y, habitualmente, están libres de peligros. Por eso, en zonas costeras y con largos paseos marítimos, hay mucha gente que anda kilómetros descalza del todo por un terreno que podemos considerar urbano.

Me gusta hablar de la mínima suela necesaria porque, además del terreno, hay que tener en cuenta las peculiaridades del pie de cada uno. Existen pies muy enfermos que llevan toda la vida con suelas enormes y plantillas duras que nunca se han podido desarrollar como pies: no los puedes poner descalzos a caminar por la calle varios kilómetros. Ni siquiera con suelas delgadas. Una de las lesiones más frecuentes en este aspecto son las fracturas de estrés; las sufren personas que descubren el maravilloso mundo del calzado descalzo y se van a patear Toledo con suelas de cuatro milímetros un día entero. Hay que ser prudente y entrenar el pie de manera progresiva. De hecho, tras estos episodios se suele hacer el juicio equivocado: «Es que andar tan plano y con suelas tan finas es lesivo». ¡No, rotundamente no! Lo que es lesivo es pasarse toda la vida andando con suelas excesivamente duras y acolchadas, que debilitan la maravillosa musculatura del pie. Además, no es solo la musculatura lo que debe mejorar, sino el resto de las estructuras que se han fragilizado desde la infancia por falta de estímulo.

Mis dolores en la transición al barefoot

A lo largo de mi transición al calzado descalzo, he sufrido dolores varios, como ya os he contado. Recuerdo que, alrededor de los meses y el año desde que empecé con todo esto me levantaba por la mañana con muchos dolores en las plantas de los pies. Yo ya sé que el dolor bilateral atiende más a problemas metabólicos o adaptativos que a lesiones concretas. Por eso, no me preocupé en exceso, aunque realmente amanecía muy cojito. Poco a poco, se me fue pasando y entendí a qué se debían las molestias; el pie no solo se muscula, sino que todas las demás estructuras tienen que evolucionar: las cápsulas articulares necesitan volverse más resistentes y los ligamentos más fuertes y la densidad de los huesos del pie y sus cortezas tienen que ser mucho mejores. Todos estos cambios conllevan inflamación durante la fase de sueño. El cuerpo tiende a reparar y mejorar al organismo mientras descansamos. Por eso, al despertar sufría esos dolores. Así que, si os pasa, no os asustéis. Se trata de una etapa normal en el proceso de mejora de la salud de nuestros pies.

Además de las suelas finas y de las que son algo más gruesas para terrenos abruptos o para personas con pies menos adaptados a caminar sin calzado, existen marcas que fabrican zapatillas con forma de pie, pero con suelas acolchadas. Personalmente, caminar con colchones debajo de los pies no me gusta porque la amortiguación conlleva inestabilidad. Pero entiendo que tener en el armario unas zapatillas respetuosas, con suelas de entre uno y tres centímetros como mucho, con gomas blanditas, permite a mucha gente caminar mayores distancias sin que el pie se haya puesto en forma aún. Lo considero un calzado aceptable y necesario cuando comienzas en esta aventura del barefoot. Incluso una vez adaptado y con los pies sanos y en forma, se pueden usar de vez en cuando para alguna excursión o incluso salir a correr de manera puntual. De hecho, a numerosos corredores a los que les descubro este maravilloso mundo, les recomiendo que empiecen directamente a correr con estas zapatillas con la forma de su pie. Descubren enseguida que las uñas dejan de ponerse negras tras cada carrera, pues sus dedos ya no están comprimidos. «¡Una maravilla!», me dicen. Pero, ¡ojo!, insisto en que la amortiguación conlleva inestabilidad; a muchos de mis pacientes les pregunto en consulta: «¿Tú dónde eres más estable descalzo, en el suelo firme o en el colchón de la cama?». La respuesta es unánime: «En el suelo firme». ¡Claro! Cuanto más nos alejamos del suelo, más inestables somos. Por eso la amortiguación puede estar bien, pero conviene intentar que sea la menor posible.

No quería dejar de avisar de que muchos calzados respetuosos presentan un perfil de suela de un grosor de uno o dos centímetros, pero solo se trata de un embellecedor. Da la impresión visual de ser una suela normal, pero está excavada. Suelen ser de cuatro milímetros, aunque externamente parezca de uno y medio. De esta manera, consiguen estéticas de calzados convencionales, más acordes a la moda actual. En un futuro, habrá que vigilar por dónde va la moda. Quizá estemos en los comienzos de que lo bonito es el zapato ancho y de suela fina. El tiempo lo dirá.

Por lo tanto —y a modo de resumen—, podemos decir que la mejor suela es un pie descalzo. Si este está sano y habituado, está preparado para llevar suelas de entre dos y cuatro milímetros de forma habitual. Las suelas más gordas las consideramos de transición o para usar en terrenos montañosos. Las suelas más gruesas y amortiguadas se pueden usar puntualmente para pies más enfermitos, para distancias más largas o en corredores que aún no tienen el pie lo suficientemente entrenado para correr con barefoot puro.

El caso de Isaac el *runner*

Isaac fue paciente mío hace unos meses. Acudió a consulta para que le ayudara con sus dolores de pies. Era corredor *amateur* y hacía buenas marcas dentro de su categoría. Solía entrenarse con zapatillas convencionales, amortiguadas, con drop y puntera en forma de flecha. Además, las carreras las competía con zapatillas con placa de carbono: es una ventaja biomecánica que se asemeja a correr con un pequeño muelle en los pies. Tenía juanetes y dolor debajo del segundo y el tercer metatarsos en los dos pies. Había probado plantillas, pero no las toleraba. Yo le estuve analizando los pies y me pareció un caso muy sencillo: su juanete le dolía porque corría con el dedo gordo desviado y los metas le molestaban porque, pese a una maravillosa base de sustentación amplísima, llevaba los dedos comprimidos por la puntera estrecha. De hecho, se suele decir que se ha hundido el meta, y por eso duele ahí. La solución fue fácil: entrenarse descalzo en casa, practicar ejercicios específicos para los dedos gordos y correr con zapatilla amortiguada, pero con puntera ancha. Incluso notaba mejoría corriendo con los separadores puestos. El juanete dejó de doler y la articulación metatarsofalángica del segundo y el tercer dedo también. Además, el proceso fue muy rápido: en dos o tres semanas estaba ostensiblemente mejor. Por supuesto, cambió el resto del calzado a uno que respetara su anatomía.

La flexibilidad

La flexibilidad también es importantísima. No queremos contrafuertes que sujeten nada, ni suelas rígidas ni punteras duras. Una vez más, el calzado debe parecerse al máximo a un pie desnudo. Por lo tanto, todos los componentes del calzado tienen que ser totalmente flexibles y blandos. Como he explicado antes, si el zapato está diseñado para caminar por la montaña, la suela será más densa. Pero debe doblarse y *torsionarse.* El pie necesita poder adaptarse al terreno.

Otra salvedad son los zapatos de seguridad. Existe una marca de calzado respetuoso que cuenta con certificación S3, que es la que piden en las empresas para ceñirse a los requisitos legales. Estos zapatos son planos, anchos y muy flexibles, aunque tienen la puntera de acero exigida. Incluso quitándoles la plantilla, la suela es relativamente delgada.

Muchos zapatos convencionales permiten la flexión en la zona de los metas; sin embargo, el resto del calzado es rígido y cuesta *torsionarlo.* El zapato sano de verdad es casi *estrujable.* Debes poder plegarlos en todos los ejes y planos. Es la manera de asegurar que tu pie funciona libremente y que no existe ninguna estructura que lo guíe o lo desvíe. No queremos que nada lo corrija. Queremos que se exprese en libertad.

El caso de Arancha y su escayola

Arancha es una paciente que vino hace poco a verme por una fascitis plantar. Llevaba varios meses así y estaba un poco desesperada. Traía unas deportivas de una marca que pintaba cara por su aspecto, y, además, ponía *running* en algún sitio del talón. Todo muy de diseño estético. Dentro había una plantilla bastante rígida, con refuerzos de gomaespuma en algunas zonas. Al quitar la plantilla para mi análisis, noté mucha rigidez en la zapatilla. Os puedo asegurar que era tan dura como una escayola. No era flexible ni en la zona de los metas. ¡Un horror! Obviamente, no era de *running*, sino pura estética. Jamás había visto una zapatilla tan dura, y, encima, con plantilla rígida. El pie estaba escayolado en sentido literal.

Como ya sabéis a estas alturas del libro, para mí es primordial en las fascitis recuperar la funcionalidad del pie. ¿Existe alguna zona corporal del ser humano que se pueda recuperar con semejante mamotreto? Arancha notaba alivio con sus plantillas, pero, cada vez que quería jugar al pádel, el talón la mataba. Lo mismo ocurriría si escayoláramos un brazo por una epicondilitis, o codo de tenista: quizá moleste menos por la falta de movimiento, pero la fuerza y la funcionalidad del mismo se irán al carajo. Como es obvio, le retiré el calzado a la paciente y nos pusimos a entrenar el pie descalzo y a usar calzado con forma de pie.

Cuando tenemos rodillas patológicas, nunca prolongamos el uso de una rodillera rígida con hierros y velcros porque sabemos que la masa muscular se pierde rápidamente con estos aparatos. El médico puede prescribir su uso por un tiempo imprescindible, pero enseguida hay que entrenarse y moverse en libertad. De la misma manera, existen numerosos calzados que no distan mucho de este tipo de rodilleras en cuanto a rigidez y fijación. Sin entrar en la forma de los dedos. Hay pacientes que, tras una semana utilizando calzado de traje duro y rígido, pierden toda la musculatura intrínseca del pie. Luego juegan al pádel, acaban con fascitis y la culpa es del pádel, que es un deporte de mucho impacto. Usar calzado rígido conlleva atrofia muscular. Si la musculatura intrínseca está débil, las lesiones son más frecuentes.

El caso de Norberto y su cruzado

Norberto es un paciente mío habitual. Fue operado hace mucho tiempo de rotura completa de ligamento cruzado anterior de su rodilla izquierda. Unos meses atrás, bailando en una boda con sus zapatos de traje superelegantes, notó que la pierna se le iba. Le molestó un poco, pero pudo seguir bailando. Al día siguiente vio que su rodilla se había hinchado considerablemente y se asustó. Se hizo una resonancia que confirmó que se había roto el injerto del cruzado que le habían puesto. Nunca sabremos la razón, pero es cierto que bailar con un zapato que te mantiene rígido el pie no es lo mejor. Si el pie está semiescayolado, las articulaciones por encima deben compensar aportando más movimiento. Hoy, Norberto practica entrenamiento de fuerza todas las semanas. No se ha operado y no tiene intención de hacerlo. Aún no ha cambiado de zapatos porque le cuesta ver que, si su pie no funciona, su rodilla sufrirá mayor riesgo de lesión siempre. Está en ello.

Drop cero

El drop hace referencia a la diferencia de altura entre la parte de delante y la de detrás de un calzado. Si es cero, significa que la zapatilla es plana.

Cualquier elevación en el talón provoca una alteración biomecánica. El grado máximo son los tacones que usan muchas mujeres, incluso a diario, pero numerosos zapatos y casi todas las zapatillas de *running* llevan algunos milímetros de drop.

Todos hemos escuchado estas famosas frases de médico: «Lleva siempre algo de tacón» e «ir plano es malísimo». Si el ser humano necesitara tacón, vendríamos con él de serie, al igual que venimos con orejas porque son necesarias. El drop es un invento del ser humano.

El origen de los zapatos de tacón se remonta al siglo XVI en Persia. Inicialmente, se crearon para jinetes, pues les permitían mantenerse firmes en los estribos. Más adelante, en el XVII, los tacones se popularizaron en la moda europea, especialmente entre la nobleza, como un símbolo de estatus y elegancia.

En las zapatillas, el drop fue un invento de Nike en 1970. La marca ofrecía en sus calzados diversas alturas para adaptarse a las diferentes formas de correr de cada uno. La idea era que el corredor pudiera elegir cómo estaba más cómodo. Drops excesivamente altos favorecen que el sujeto apoye antes el talón; drops bajitos, por el contrario, favorecen que se apoye antes el metatarso y aseguran una mejor técnica de carrera. Estudios con electromiógrafo evidencian que existe una mayor activación del tríceps sural (gemelos y sóleo) al correr con drop cero que al correr con elevaciones mayores. Por lo tanto, el trabajo muscular es mayor. Algunos dirán que eso es negativo. A mí me parece una ventaja maravillosa: los músculos son los encargados de absorber el impacto y aprovechan esa energía elástica para propulsarnos. Sin embargo, es cierto que se dé algún caso con limitación mecánica de flexión dorsal de tobillo en el que el drop venga bien.

Por otro lado, la aparición del drop ha favorecido que mucha gente se lance a correr a la calle y participe en carreras populares. Hablamos de gente con poca técnica y con sobrepeso que, gracias a las zapatillas con mucho drop y amortiguadas, corren sin molestias. Por supuesto, esto no quiere decir que sus pies y las articulaciones no se resientan.

Miles de corredores prefieren invertir en zapatillas caras antes que en entrenamiento de fuerza y en saber correr. Yo, como fisioterapeuta, encantado, porque para mí es negocio.

Pero mi obligación es hablar del tema para que la gente tome conciencia. Hay numerosos *runners* que usan zapatillas inestables, con tacones que favorecen una técnica mala y que, en la mayoría de los casos, deforman y comprimen los dedos. Luego la gente se sorprende de las lesiones y de los juanetes en tantos usuarios de esta disciplina deportiva.

Hasta hace pocos años se competía con unas zapatillas denominadas voladoras. Se llamaban así porque eran muy ligeras y blanditas y tenían drops bajitos. Eran casi como correr descalzos. Los corredores con cierto nivel se desempeñaban con ellas. Entonces, apareció la placa de carbono, esa ventaja mecánica de la que ya he hablado y que casi ha eliminado del mercado a las voladoras. Suelen tener drops más altos y, sobre todo, suelas mucho más gordas. Estas zapatillas con carbono permiten a la élite correr unos segundos más deprisa por kilómetro. El problema es que mucha gente sin nivel se las compra: por un lado, no les sacan ventaja mecánica; por otro, les generan una mayor inestabilidad en cada paso.

Otro de los problemas que ocasiona el excesivo uso de drop, tanto en zapatillas como en zapatos de trabajo, es que limita la flexión dorsal de tobillo. De entrada, al ir un poco de puntillas todo el rato, el gemelo y el sóleo se acortan. Además, la articulación deja de necesitar flexionar tanto. Ya he hablado de que la pérdida de movilidad de tobillo, sobre todo cuando se da solo en una de las piernas, es la causa de múltiples lesiones. Por lo tanto, es especialmente importante ir plano para aquellas personas con poca movilidad de tobillo y que la están trabajando con ejercicios y constancia diarios. Es una pena que trabajen esta movilidad y luego usen drops elevados que las restringen de nuevo.

El caso de Koke y sus tobillos de madera

Koke es un paciente que practica *crossfit* a diario y juega al fútbol con amigos un par de veces por semana. Vino a consulta porque tenía problemas constantes en sus gemelos: se le cargaban muchísimo al correr, y eso le hacía parar más de lo que le gustaría. En la clínica le encargamos un estudio de valoración inicial y vimos que tenía un déficit importante de movilidad de tobillo. Nos pusimos manos a la obra, y, en pocas semanas, mejoró mucho de sus dolores, e incluso en *crossfit* podía hacer mejor las sentadillas. Acabó muy contento. A las pocas semanas, lo vi practicando *crossfit* con zapatillas de *running* con algo de drop y le llamé la atención con delicadeza. Koke no era consciente de que volver a entrenarse con drop solo servía para limitarle de nuevo la movilidad de tobillo. Sobre todo, le impedía trabajarla en el día a día con poco esfuerzo.

El tercer aspecto que me gustaría destacar del drop es la postura. Vamos a llevarlo al extremo. Si ahora mismo buscamos un bordillo alto de una acera, apoyamos los talones en él y dejamos las puntas en el suelo, el cuerpo tenderá a caerse hacia delante. No nos caemos porque nuestra musculatura extensora se activa —gemelos, glúteos, espinales del tronco...— y nos lleva hacia atrás. Nuestra postura tiene que alterarse para corregir ese bloqueo en flexión plantar de nuestro pie. Eso que ocurre en el grado máximo al ponerse taconazos las mujeres también se produce cuando usamos drops más bajitos. Por lo que, si se utilizan de forma excesiva, provocaremos cambios permanentes en nuestra musculatura y postura.

Además, aunque el drop sea bajito, cuando estamos de pie en estático, el peso recae en la parte delantera de nuestro pie, no en el talón. El hueso del talón, llamado calcáneo, es un pedazo de hueso preparado para soportar carga. Cuanto más nos alejamos hacia delante, los huesos son más delgaditos. Estos huesecitos están pensados para corregir, impulsar, amortiguar..., pero no para soportar el peso. Por este motivo, hay tantas metatarsalgias. Estos huesos no están preparados para soportar el peso, y, al llevar el talón elevado, el peso cae sobre ellos.

Recibimos a muchas personas en consulta que nos dicen que no pueden ir planas. Que son incapaces. Tienen el cuerpo hecho a ir con tacones, e incluso se compran zapatillas de andar por casa con algo de cuña. Llevan toda la vida en tensión. Esa postura conlleva un gasto energético mayor por la extensión y por la pisada más inestable. Muchas de ellas tienen dolor en los pies, pero prefieren eso a ir con calzado plano.

El caso de Natalia y su bruxismo

Natalia fue una paciente mía que acudió a consulta por dolor de pies en general: tenía dedos en garra, dolor en la planta, molestias en el tobillo... Decía que estaba harta y quería soluciones. Le comenté que era muy sencillo, pues enseguida vi que su único problema grave era que sus anchos pies no cabían en el calzado que llevaba. ¡Eso tenía que doler! No obstante, además de explicarle todas las bondades del calzado barefoot, le mandé ejercicios específicos para los problemillas que le fui observando en el pie. Quedamos en vernos pasados siete días y que me contara. Volvió contentísima. Me dijo que los pies estaban mucho mejor, y añadió que, aunque no sabía si tenía algo que ver, desde el segundo o el tercer día, había dejado de apretar los dientes por las noches —dormía con férula— y de sufrir las migrañas que padecía casi a diario.

—¿Eso puede ser? ¿Está relacionado? —me preguntó.

Pues claro que está relacionado. Si pasas todo el día con dolor de pies y, además, modificas la postura para la que has sido creada, estás sometiendo a tu cuerpo a un estrés para el que nadie se encuentra preparado. ¡Pies libres y en plano! ¡Está en nuestros genes!

El ser humano ha nacido para ir plano. Es la mejor manera de mantener sano nuestro pie: dedos libres, pie plano y en continuo desarrollo y adaptación al terreno. Por eso este debe ser nuestro estado natural entre el noventa y el noventa y cinco por ciento de nuestro tiempo. Practiquemos *running* con drop cero y, si es necesario, pongamos placa para competir. Trabajemos con drop cero y, si queremos, usemos tacón para un evento. Pero que el drop no sea parte de la vida. El cuerpo entero lo va a agradecer.

PODOCHECK 11 ☑

Subid y bajad a un pequeño escalón o a una silla. Hacedlo primero diez veces seguidas con la pierna derecha, sin que la izquierda se apoye en ningún momento en el escalón o en la silla. Intentad mantener el equilibrio unos segundos. Después de esa primera tanda de diez, cambiad de pierna.

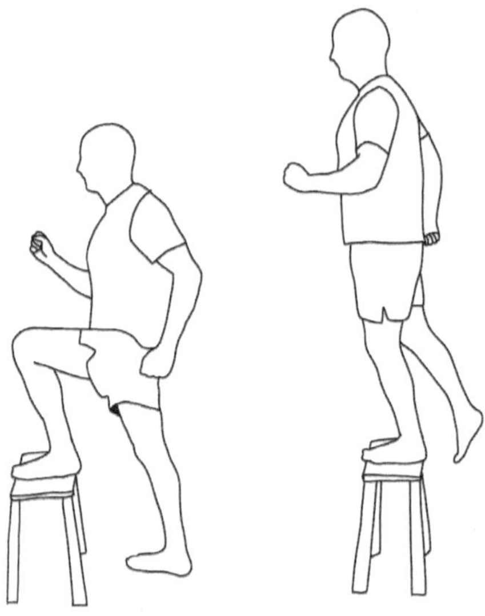

12
MENS SANA EN PIE SANO

La relación entre el cuerpo humano y las emociones es un campo de estudio fascinante que ha intrigado a científicos, médicos y filósofos durante siglos. Cuando estamos estresados o ansiosos, experimentamos una serie de cambios físicos y emocionales. Uno de esos cambios afecta directamente a la postura y al modo en que distribuimos el peso corporal. ¿Qué tiene que ver esto con nuestros pies? Resulta que son responsables de soportar todo el peso y de mantenernos en equilibrio, por lo que cualquier alteración en nuestra postura repercute en ellos de manera significativa.

Cuando estamos bajo estrés, tendemos a adoptar una postura más rígida y tensa, lo que puede llevar a una contracción excesiva de los músculos, especialmente de los de la parte inferior del cuerpo, incluidos los de los pies. Dicha tensión muscular prolongada es capaz de causar fatiga, dolor e incluso inflamación en los pies.

Además, si nos encontramos en un estado de estrés crónico, el organismo libera ciertas sustancias que aumentan la inflamación, lo que incrementa el riesgo de empeorar aún más cualquier molestia en los pies. Esta inflamación puede afectar tanto a los tejidos blandos como a las articulaciones de los pies y conducir a problemas más graves, como cambios en la forma del pie o lesiones articulares.

El caso de Olga y sus gemelos

Hace pocas semanas, Olga acudió a mi consulta cojeando. Venía bien calzada con unos zapatos barefoot, aunque con mucho dolor en el talón. Estaba diagnosticada de fascitis en su pie izquierdo. Llevaba unos meses con su nuevo calzado para ver si mejoraba, pero no había manera. Después de explorarlo todo, vimos que tenía una restricción muy grande de movilidad del tobillo de su pierna mala. Aun así, le pregunté si había detectado un desencadenante claro para semejante restricción. No había sufrido ningún golpe ni ninguna caída. Me contó que justo se encontraba en un año con mucho estrés y preocupaciones, pues tenía a su cargo el cuidado de una persona mayor.

No es casualidad que, tras un periodo prolongado de preocupaciones, la tensión en el cuerpo aumente, muy especialmente en los pies. Además, Olga había cogido alrededor de diez kilos de sobrepeso, que impactaban de forma directa en su fascia. Por eso no mejoraba con ningún tratamiento médico ni de fisioterapia. Solo había mejorado un poco entrenándose con una persona empática que la entendía bien y que hacía hincapié en esa tensión de su gemelo izquierdo. Le ayudó con el estrés y con la restricción de movilidad. Por lo tanto, comenzamos un tratamiento específico, pero debía atender también a su salud mental para no recaer.

Un estudio realizado en 2014 por investigadores canadienses y alemanes revela una relación sorprendente entre nuestra forma de caminar y nuestro estado de ánimo. Si bien siempre hemos asociado el estado de ánimo a la forma en que nos movemos, este estudio sugiere que la relación entre caminar y sentirse bien o mal es bidireccional.

Los investigadores proporcionaron a un grupo de participantes una lista de palabras tanto positivas como negativas, como bonito, miedo, feo, rico y ansiedad. Luego les pidieron que caminaran sobre un tapiz rodante mientras se registraban su marcha y su postura. Al finalizar la caminata, se les solicitó a los participantes que recordaran todas las palabras que pudieran de la lista inicial. Lo interesante fue que aquellos que caminaron con una postura más deprimida, es decir, con menos movimiento de brazos y los hombros caídos hacia adelante, recordaron significativamente más palabras negativas.

Esto sugiere que la forma de caminar no solo refleja nuestro estado de ánimo, sino que también influye en él. Es decir, caminar de cierta manera puede afectar a cómo nos sentimos. Por ejemplo, si caminamos con una postura erguida y activa, es más probable que nos sintamos positivos y enérgicos, mientras que, si caminamos encorvados y con los hombros caídos, es más probable que nos sintamos tristes o deprimidos.

Estos hallazgos tienen importantes implicaciones para nuestra salud mental y bienestar general. Mantener una postura adecuada y activa no solo puede mejorar nuestro estado de ánimo, sino que también es una herramienta terapéutica para tratar la depresión y otros trastornos del estado de ánimo.

Además, la forma en que caminamos también puede proporcionar pistas sobre nuestra salud cognitiva. Por ejemplo, en personas con enfermedades como el párkinson, un patrón de marcha errático o arrastrar los pies es un posible indicador de un mayor deterioro cognitivo. Por lo tanto, prestar atención a nuestra forma de caminar es útil a la hora de detectar problemas de salud y tomar medidas preventivas o de tratamiento adecuadas.

En definitiva, con el pie ocurre igual que con otras partes del cuerpo. Si te duelen las muelas, estarás medio depre. Si te partes un brazo, tu cortisol se dispara. Y si el pie te duele permanecerás alterado el día entero. ¡Mucha gente vive con dolor de pies todo el día! Es decir, el dolor altera las emociones. Por eso, el cuidado adecuado del pie, pasar la mayor cantidad de tiempo posible sin zapatos y usar calzado barefoot tienen un impacto significativo en nuestro cerebro y bienestar general.

Son múltiples las culturas, prácticas religiosas y tradiciones que abrazan la costumbre de funcionar descalzo la mayor parte del tiempo para estar mejor física y emocionalmente.

Por el contrario, en occidente, más que la conexión con nuestro propio cuerpo y el entorno, nos mueven la moda y la apariencia. Esto nos ha alejado de lo que de verdad importa: la salud. Primamos el aspecto físico sobre el aspecto de pie sano. Un tacón luce más, aunque nos destroce los dedos. Ya esto supone una alteración emocional y social relevante. Solo rezo para que no se ponga de moda llevar un collar con pinchos... Si se llega a concebir como el último grito en estética, la gente será capaz de ponérselo, aunque duela.

Hace unos años mis suegros compraron un chalé. El aspecto era magnífico, y, con una pequeña reforma, quedó una casa preciosa. A los pocos meses, contrataron a una persona para que revisara los cimientos de la casa. El técnico puso el grito en el cielo porque no había buena ventilación y, en consecuencia, la humedad se estaba cargando la estructura. Tuvieron que hacer salidas de aire para que ventilara bien. Como no se veía lo más importante de la casa, el problema había pasado desapercibido. Con los pies ocurre lo mismo. Están ahí abajo, lejos y tapados con zapatos cerrados casi siempre. Dicho aislamiento del mundo exterior puede tener consecuencias no solo físicas, sino también psicológicas y emocionales.

Cuando caminamos descalzos, experimentamos una conexión directa con la tierra. Cada paso nos conecta con la textura del suelo y la temperatura, y las sensaciones táctiles transmiten información a nuestro cerebro. Este contacto directo es capaz de desencadenar un efecto calmante y reconfortante en nuestras emociones.

La ciencia ha demostrado que caminar sin calzado puede reducir el estrés, mejorar el estado de ánimo y promover un sentido de bienestar general.

¿Cómo es posible que algo tan simple como caminar descalzo influya en nuestras emociones? La explicación radica en la interconexión entre el cuerpo y la tierra. En capítulos anteriores ya hemos comentado el significado del *earthing* o *grounding*. También en el plano emocional juega un papel importante. La neutralización de los radicales libres en nuestro cuerpo está relacionada con una variedad de problemas de salud, incluidos el estrés crónico y la depresión. Aquí quedan aún muchos estudios que realizar para afirmar con rotundidad que esto es lo que ocurre. Pero, desde luego, la mayor parte de las personas experimentamos placer al quitarnos los zapatos. Caminar descalzo por casa, aunque sea con calcetines, es una sensación de bienestar. Y ya no os digo cuando lo hacemos por un bonito prado o en la playa.

Además del *earthing*, el tipo de calzado que elegimos influye en las emociones y el bienestar. En la sociedad moderna, la mayoría de la gente usa zapatos diseñados para la moda pero que, a menudo, descuidan la forma natural del pie, como hemos visto a lo largo del libro. Estos provocan desviaciones en dedos y elevaciones o modificaciones biomecánicas en zonas concretas del pie: callos, uñas encarnadas, úlceras por fricción... Dichas modificaciones originan compensaciones a lo largo del cuerpo: en las rodillas, las caderas, la espalda y el cuello. El estrés que causan esas alteraciones impacta directamente en nuestro consumo energético, cansancio y cortisol.

Hay personas quc, por moda o por calzado obligatorio en el trabajo, se pasan el día entero con dolor de pies. Eso llega al cerebro y afecta al estado de ánimo de las personas: incluso se levantan cada día desanimadas porque las espera una dura jornada laboral con dolor permanente. Se colocan tiritas en los dedos, taloneras y plantillas, en busca de un alivio que solo llega al final del día: cuando se descalzan al llegar a casa.

En Estados Unidos ya hace años que se puso de moda ir a las oficinas con traje sin corbata y con zapatillas de deporte. Muchas empresas se han dado cuenta de que cuidando la salud de los trabajadores la productividad aumenta. Por eso han instalado gimnasios, salas de descanso, masajistas... Es importantísimo que los empleados se centren solo en su trabajo. Si vais a la oficina y tenéis una uña encarnada o un juanete inflamado, estaréis de peor humor y, en consecuencia, vuestra productividad disminuirá.

El caso de Paco y sus botas de seguridad

Paco es reponedor en unos grandes almacenes; llevaba meses arrastrando un dolor incapacitante en su rodilla derecha. Me contó por redes sociales que las botas que utilizaba eran insufribles y que acababa la jornada agotado y cabreado por los pies. Se pasaba el día entero deseando llegar a casa para descalzarse. El colmo fue cuando, para más inri, le apareció un dolor insufrible en la rodilla. Al terminar el día, se le ponía caliente y le dolía. Vamos, que se pasaba todo el tiempo enfadado y no podía rendir en el trabajo, y eso le llevaba a tener cierto nivel de frustración, porque él es exigente consigo mismo. Yo le recomendé, a través de un simple mensajito, que se comprara unas botas de seguridad que casi se pueden considerar barefoot, con certificación S3, es decir, con punta de acero, pero anchas, planas y flexibles. Pues, en la primera semana, ya notó un cambio increíble. Los pies le dejaron de molestar el primer día, y la rodilla lo hizo poco después. ¡Una maravilla!

El caso de Paco es un claro ejemplo de cómo el dolor de pies nos puede amargar la existencia. Este es muy visual, pero recibo múltiples mensajes en redes sociales de seguidores que se han cambiado a zapato respetuoso sin grandes problemas en los pies, y a muchos se les ha corregido el bruxismo o les han desaparecido las cefaleas tensionales, tan frecuentes en la sociedad actual. Puede que no sintamos grandes dolores, pero llevar calzado que oprime el pie es un estresor más. Sumado a la vida frenética que llevan muchas personas, hace desbordar el vaso y que la gente apriete los dientes por la noche o acabe el día con dolor de cabeza.

Es frecuente oír la frase: «Es que, por mi trabajo, debo ir con tacones». Y tengo muchas pacientes que lo sostienen. Me atrevería a decir que, en la mayor parte de los casos, es porque la mujer quiere hacerse valer y aparentar ser más alta y estilosa. Por el contrario, conozco casos de mujeres que pasan de esa imposición social y van con calzado respetuoso a la oficina. Os puedo asegurar que son las que están más cómodas en el trabajo.

El caso de Sandra, su jefe y sus tacones

Sandra es una paciente mía de hace años. Meses atrás acudió a mi consulta con una fascitis plantar incapacitante. Ella es corredora ocasional, y el dolor no le dejaba acudir a los entrenamientos. A mi consulta venía siempre con cuñas o zapatos de tacón. Yo le intentaba explicar que eso la perjudicaba mucho, pero respondía que la obligaban en el trabajo. Pues bien, un buen día me envió a su jefe, que es un alto cargo en una empresa muy grande. Le planteé entre bromas que debía cuidar a Sandra y que la dejara ir con otro calzado. Él me contestó que jamás había obligado a nadie a llevar tacones y que Sandra gozaba de libertad total. Vamos que se los ponía porque le daba la gana. Le hacían sentir mejor.

Y llegamos al mundo al revés, al de los pacientes que siempre van con zapato cerrado porque los tacones les han deformado tanto los dedos que les da vergüenza enseñar los pies. Por un lado, el tacón les hace sentirse mejor, pero, a la larga, les deforma los dedos y les acaba provocando problemas de imagen. Y se compran sandalias cerradas para ir a la playa y a la piscina, intentan que no se vean sus complejos. Juanetes, callos y dedos en garra son las patologías más comunes que afean los pies.

Creo que casi todos hemos escuchado a nuestras abuelas o madres decirnos que no caminemos descalzos porque se nos van a ensanchar los pies. Pues, al final, ese mensaje acaba calando hondo y las personas van con calzado hasta para estar en casa. Vemos a mujeres que quieren meter su pie ancho y con un 40 de largo en una 38 porque el pie se ve más estilizado. Y no: son mensajes que hacen mucho daño. Al igual que se ha obsesionado a niñas con su sobrepeso que han terminado con anorexia, se ha llegado a límites en lo de que el pie debe ser estrecho y estilizado. Hay mujeres que lo traen de serie como una sartén de ancho. Así observamos luego las deformaciones y las patologías de pies severas en personas con pie ancho. Todo pie es bonito, y el calzado debe respetar su largo, su ancho y su forma. Y el tacón quizá deba quedar reservado para momentos puntuales.

Quiero destacar el masaje de pies. Recuerdo que, en mi época de estudiante de INEF, hice un curso de masaje con uno de los profesores de la universidad. Mientras nos explicaba distintas técnicas sobre la espalda de uno de nuestros compañeros, nos contó que el masaje de espalda es muy placentero. Pero que no había ningún masaje tan agradable como el de pies. No soy ningún experto en reflexología podal, pero creo que tiene muchos puntos beneficiosos para la salud. La reflexología podal es una práctica terapéutica que se basa en la idea de que ciertos puntos en los pies están conectados con diferentes partes del cuerpo. Según dicha teoría, al aplicar presión en estos puntos, se pueden estimular respuestas en otras áreas del cuerpo, lo que promueve la salud y el bienestar. La reflexología podal se utiliza a menudo para aliviar el estrés, mejorar la circulación sanguínea, aliviar el dolor y facilitar la relajación. Si bien hay muchos testimonios anecdóticos que respaldan su efectividad, se necesitan más investigaciones científicas que validen plenamente sus beneficios terapéuticos.

Tengo un empeño personal con la sociedad. Hay que conseguir, mediante la divulgación, que el calzado con forma de pie sea bonito. Al igual que las operaciones de estética acaban provocando problemas mentales y obsesiones, los zapatos elegantes de hoy en día desencadenan lesiones y malformaciones. Entiendo la postura de muchas mujeres y hombres que quieran subir su autoestima y el ego acercándose a la moda. Y, por eso, la moda debe cambiar. Es difícil transformar las inclinaciones naturales del ser humano de aparentar, destacar, deslumbrar... Por lo tanto, no nos queda otra que modificar las tendencias.

Hay un gran comunicador e *influencer* de los pies que me ha ayudado mucho a entender este mundo, y no podía dejar de mencionarlo en este libro. Se llama Rubens, aunque su marca personal es @rmotioncoach. Nunca olvidaré un día en el que fue a una boda de verano con su novia; los dos gastan buena planta, y aparecieron en la ceremonia muy elegantes y con sandalias barefoot en los pies. Obviamente, llamaron mucho la atención, pero os aseguro que todo el mundo los miraba con envidia, porque no hay nada más cómodo. Tanto es así que, después de la comida, ya en el baile, los invitados acabaron bailando descalzos. ¡Nadie soporta los zapatos elegantes! Son una auténtica tortura. Es necesario que los que creemos en el sentido común y en el calzado con forma de pie demos un paso al frente y saquemos pecho al vestir este calzado. Aunque llamemos la atención al principio. La gente nos seguirá, irá viéndolo con buenos ojos, cada vez lo usará más y mucha gente dejará de sufrir física y psíquicamente por los pies.

Recibo en mis redes sociales miles de mensajes de personas felices por sus cambios en los hábitos del pie. La mejora en el ámbito físico es muy tangible, pero a la vez también se produce una mejora en la cabeza. Quizá parte de esta alegría y paz mental sea por la desaparición de los dolores físicos que a tanta gente le amargan la existencia. Sin embargo, hay otra parte que no es fácil de describir. Hablamos de la libertad y la personalidad, de que nos dé igual lo que digan los demás por ir descalzos o con zapatilla ancha... Se trata de una especie de pequeño aire de superioridad de sentido común: sabemos que estamos fuera de Matrix, y eso hace que nos compadezcamos de los demás cuando los vemos con zapatos estrechos. Los comprendemos, pero, al mismo tiempo, nos dan penilla. ¡La gente sufre mucho de los pies y los que vamos descalzos estamos felices en ese apartado de nuestra vida!

Me encanta ir a buscar a mis hijas los viernes vestido con el uniforme de la clínica: pantalones de deporte cortos y mis zapatillas barefoot con hueco para los dedos y sin calcetines. ¡En pleno invierno! Todos los niños flipan y vienen a tocarme las zapatillas. Y los padres alucinan, con sus zapatos estrechos, me duele solo verlos. Pensarán que menudo friki, mientras el callo del dedo meñique los saluda y les gritan: «¡Aquí estoy yo!». Les genera un sentido de repulsa la imagen, aunque, a la vez, dicen: «Son comodísimos, ¿no?». Eso me da pie para abrir un melón maravilloso. Y empiezan a plantearse las cosas de otra manera: las plantillas dejan de ser una verdad absoluta para toda su vida y las zapatillas de *running* igual no tienen que ser tan acolchadas. Los empujo a dudar, a tener sentimientos encontrados.

He aprendido a sacar pecho de las cosas que creo que hago bien y de las que estoy orgulloso: aunque sean extrañas o poco aceptadas, hay que ir a muerte con ellas. Está de moda hablar mal de tu pareja entre los amigotes y desahogarte, y yo jamás podré hacer eso: tengo a la mujer más maravillosa del mundo. Y, además, tenemos seis hijos y me gusta decirlo. ¡Me parece increíble y maravilloso! Y soy católico y voy a misa los domingos. La fe es un don que hay que buscar; una vez que la abrazas y la cultivas, es lo que más paz y alegría te da en este mundo. Te da esperanza para lo venidero.

Hay otras muchas cosas en las que creo, como son los hábitos saludables: comer bien y entrenarse. Y me gusta divulgar acerca de eso, porque pienso que la gente va a ser más feliz. Con respecto al pie, no tengo ninguna duda de estar difundiendo lo correcto: que el zapato debe tener forma de pie y que el pie está hecho para funcionar descalzo son ideas de sentido común. ¡Y lo digo con total convencimiento! Me proporciona una enorme alegría ayudar a ser feliz a tanta gente que sufre. Que sufre de los pies a la cabeza. Es una pasada...

PODOCHECK 12

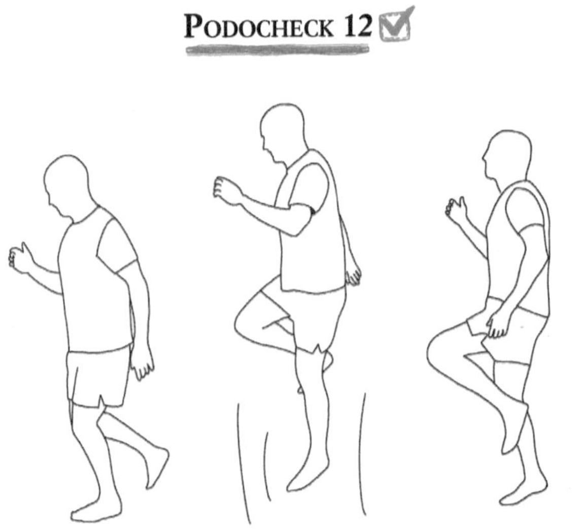

Saltad de una pierna a la otra alternativamente: permaneced en equilibrio tres segundos después de cada salto. Comenzad sobre la pierna derecha, saltad para caer sobre la izquierda y aguantad tres segundos antes de saltar sobre la derecha de nuevo. Haced diez saltos en total, sin que en ningún momento toquen el suelo los dos pies al mismo tiempo.

13
Puesta en marcha

Una de las consultas más frecuentes en la clínica en los últimos meses es la de empezar a usar calzado respetuoso: la gente va entendiendo la importancia de utilizar zapatos con forma de pie. Esto me provoca una enorme alegría, pero quiero que quede muy clara la necesidad de hacerlo bien. Existen muchos pies enfermos, con dedos torcidos o falta de musculatura, que no pueden y no deben exponerse de manera súbita a la dureza del suelo. Se han fragilizado tanto que no son capaces de enfrentarse desnudos al medio natural. Un altísimo porcentaje de los zapatos con forma de pie tienen la suela muy fina, por lo que no son tolerados por estos pies frágiles. Sin embargo, los hay con más suela, y deben ser los de primera elección para desplazamientos algo más largos que los simples paseos por casa y sus alrededores o cuando se quiera practicar algo de deporte de impacto.

El caso de Adrián y su fractura por estrés

Adrián es un amigo mío deportista de unos cuarenta años. Se entrena en casa a diario, y entendió a la perfección la importancia de hacerlo descalzo y de usar el calzado con forma de pie. Le regalé algún modelo barefoot y se compró otros por internet. ¡Estaba encantado con la comodidad del descubrimiento! Pero la realidad es que llevaba cuatro décadas enfermando al pie con zapatillas y zapatos convencionales. Pues bien, en el verano de 2023 empezó a notar dolor e inflamación en el empeine de su pie derecho. Había pasado de golpe a usar su pie al doscientos por ciento para hacer sentadillas, saltos, equilibrios, empujes... ¡Y el pie no aguantó! El resultado de la resonancia era de fractura por estrés en el tercer metatarsiano. Un mes y medio en el que le tocó bajar el ritmo.

Es cierto que estas fracturas no suelen ser graves, y él se encuentra perfectamente ahora. Sigue entrenándose descalzo. De hecho, ese hueso ya es difícil que se rompa de nuevo. Ha formado callo óseo, lo cual endurece mucho. Por eso, a los alarmistas de entrenar sin calzado que sostienen que eso es muy lesivo, yo les diría que no es para tanto. Como mucho, supone una fractura o una fascitis. Son lesiones puntuales y que siempre curan bien, frente a las enfermedades crónicas de los pies que provocan los zapatos convencionales. ¡Prefiero una lesión de estas que dolor crónico de pies toda la vida! Me refiero a daños colaterales que asemejo a las molestias típicas de ponerse fuerte. Los que nos entrenamos a diario experimentamos agujetas y molestias musculares todas las semanas. Incluso alguna rotura de fibras o un esguince. ¡Siempre son mejores que arrastrar mala salud y dolores crónicos!

A continuación, os sugiero algunos pasos para una buena puesta en marcha.

1. Andar descalzos en casa

El mejor calzado es el pie desnudo. Hay que hacerlo en entornos seguros, y qué mejor espacio que la propia casa. Mucha gente no es capaz ni de andar descalzo en su hogar. Se trata de un buen primer test que marca el estado de salud de nuestros pies. Si no toleras andar sin zapatos en casa, igual necesitas un calzado con algo más de suela para empezar en la calle. Incluso suela acolchada. Pero esto no quiere decir que no debas ir descalzo en casa. ¡Es tu primer gimnasio de pies!

> La batalla de las madres por que sus hijos se pongan las zapatillas debe acabarse: padres e hijos, descalzos en casa.

Y, a ser posible, conviene enriquecer el entorno todo lo posible. El suelo de las casas suele ser liso, ¡estimula poco!

Existen juguetes para trepar o hacer equilibrios, y se puede montar una zona de piedrecitas en el jardín para estimular los pies o utilizar un simple listón de madera estrechito para jugar a ver quién aguanta más. Algunas familias instalan una espaldera en el cuarto de juegos o compran alfombras sensoriales de colores. ¡Creatividad al poder!

Me encanta seguir cuentas de Instagram de familias americanas que se toman esto muy en serio —tienen medios y viviendas grandes para hacerlo—. Construyen casas en los árboles, auténticos parques infantiles para que sus hijos disfruten sin zapatos en el jardín... Lo más alucinante son los cuartos de juegos: rocódromos, cuerdas, redes que cuelgan de las paredes, barras de equilibrio... Son auténticas pistas americanas para niños y adultos. ¡No hay mejor gimnasio que el de experimentar con el propio cuerpo y ponerse retos como el de cruzar la habitación entera sin pisar el suelo! Si el pie siempre está encerrado por suelas rígidas o acolchadas, solo desempeña la función de soporte. Sin embargo, si está acostumbrado a trepar descalzo, arrastrarse, saltar y hacer equilibrios, potenciamos sus capacidades innatas al máximo. Sobre todo, si, además, les proporcionamos a los niños un buen calzado barefoot cuando les toque ir calzados.

Me llegan muchos mensajes por redes sociales de seguidores que reconocen que eran incapaces de andar descalzos en casa y que ahora no quieren otra cosa. Sentían una mezcla de dolor, asco y sentimiento de estar saltándose la tradición de usar zapatillas de andar por casa. Sentir el polvo o las miguitas de galletas en la cocina es maravilloso. Estimula y, al mismo tiempo, ayuda a mantener la casa más limpia. Yo reconozco que, en primavera y verano, es un lujo incluso salir a la calle descalzo a tirar la basura. Suelo ir caminando hasta los cubos y a la vuelta me pego una carrerita por el asfalto. Esto llama mucho la atención en España, pero en otros lugares es normal.

En numerosos países orientales, e incluso en el norte o el este de Europa, es obligatorio descalzarse al entrar en las casas. Lo contrario es una grave falta de higiene y se suele considerar una falta de respeto. No les falta razón: a saber cuántos microorganismos —algunos de ellos, nocivos para la salud— se alojan en esas suelas. De hecho, en países como Australia, donde se va descalzo a muchas partes, es casi obligatorio lavarse los pies al entrar en las casas. Al final, no deja de ser como la suela de una zapatilla convencional.

Estudios de la Oficina de Estadísticas Laborales de Estados Unidos señalan que las personas pasan entre el setenta y el ochenta por ciento de su vida en casa. Obviamente, esto varía según las culturas y no se puede generalizar. Pero demuestra que, si pasamos el cien por cien de nuestra vida descalzos en casa, tenemos asegurados unos mejores hábitos saludables con respecto al pie. Si los acompañamos con un buen calzado descalzo, es altamente improbable que suframos lesiones crónicas en los pies.

2. Descalzos en el lugar de entrenamiento

Ya hemos comentado esto anteriormente, pero es que es importantísimo, cuando nos entrenamos, tomar conciencia de cómo están posicionados y activos nuestros pies. Ni siquiera con el mejor calzado barefoot eres tan consciente como cuando te entrenas descalzo. De hecho, yo aquí recomiendo expresamente entrenar sin zapatos casi todo lo que se nos ocurra y hacer ejercicios específicos para nuestros pies. Es aquí donde tenemos que poner los pies fuertes. Luego, con usar calzado apropiado, vamos a mantener las capacidades y la fuerza adquiridas durante el entrenamiento.

Mis sesiones de *crossfit* las hago descalzo del todo. La mayor parte de las veces, utilizo separadores entre los dedos para mejorar su alineación y aumentar la base de sustentación. Y antes o durante la explicación del entrenamiento, realizo ejercicios específicos para mejorar mis pies. Luego ejecuto el entrenamiento en grupo, pero con los pies ya activos y sanos.

También recomiendo entrenar los pies en los ratos de lectura, estudio, trabajo o televisión en los que se nos permite estar descalzos. Ya solo unir los dedos gordos con una gomita; separar un poquito los pies y empezar a mover los dedos es medicina para los pies. Aumentamos el riego sanguíneo, activamos los músculos y las articulaciones se expanden.

3. Un calzado barefoot para pequeños desplazamientos o recados

Los zapatos con un elevado índice minimalista tienen que estar en el zapatero de cualquier persona que quiera tener los pies sanos: anchos, planos y con la suela muy fina, de entre dos y seis milímetros de grosor como mucho.

—¿Desde el primer momento en el que queremos empezar en esta aventura del barefoot? —me preguntan.

—Sí, desde el primer momento.

Los usaremos para pequeños desplazamientos, como bajar a tomar un café, acercarse a pasar la tarde a casa de unos familiares o hacer la compra en un pequeño establecimiento del barrio. El objetivo es caminar cortas distancias durante poco tiempo. ¡Es medicina fina para el pie! Soy el primero que recomienda hacer una transición: esto de ir casi descalzo en distancias cortas es maravilloso para empezar a poner el pie fuerte.

Cómo se elige el calzado

Con respecto al calzado, lo primero es que debe respetar la longitud, la forma y la anchura del pie. Hay pies tan anchos que no caben en todos los zapatos barefoot y hay pies tan estrechos que bailan en cualquier calzado barefoot. Es importante medir el largo y el ancho, en especial, si vamos a comprar *online.* Suelen venir guías de tallas o plantillas para imprimir y medir los pies bien. Aquí hay que tener en cuenta que la mayoría de los pies, si les dejamos espacio, crecen una o dos tallas de largo y ancho. Por lo tanto, recomiendo tirar hacia calzado holgado, sobre todo, en el caso de los que tienen mucho puente o dedos en garra —el puente suele ceder y los dedos terminan por estirarse—. En pies con juanete, si estamos entrenándonos para corregir el dedo gordo, hay que dejarle espacio por delante y a un lado para que luche por recuperar la alineación que le fue robada. Y, ¡ojo!, en los pies con el segundo dedo más largo, aunque se encuentre en garra, ese es el dedo que debe marcar la longitud del pie, ¡no el gordo! De hecho, el pie realmente no crece: ¡recupera el tamaño y la forma original que el zapato estrecho le robó!

Muchas veces, mi Instagram es más un consultorio sobre zapatos que sobre lesiones. Suelo recomendar a mis seguidores que contacten con tiendas multimarca, pues allí son mucho más expertos que yo en materiales, tamaños, durabilidad, tallas... De lo que estoy seguro es de que, hasta que probéis muchas marcas y modelos, no os convertiréis en expertos en calzado barefoot. Con el calzado convencional pasa lo mismo: hay marcas que nos sientan mejor que otras. Que se adaptan mejor a nuestro tipo de pie por tamaño, dureza, altura del empeine o forma de los dedos. Existen marcas buenísimas que no tolero y otras *low cost* que me van fenomenal. Hay que empezar, dejándose aconsejar, y, si nos equivocamos, aprendemos para la siguiente.

Una de las sensaciones más curiosas que experimentamos al ponernos este tipo de calzado es notar la dureza del asfalto. Estamos acostumbrados a sentirlo bajo nuestros pies, pero siempre con suelas más gordas, duras o acolchadas. Cuando caminamos sobre él con entre dos y cuatro milímetros de suela, impresiona. ¡Parece que nos vamos a romper! Y esto se agrava al percibir las primeras piedrecitas, la típica grava sobre el asfalto o incluso zonas desgastadas donde se siente un relieve más punzante. La tendencia inicial es evitar las irregularidades, pero luego incluso las buscamos. ¿Por qué? Porque queremos estimular esos pies: que los dedos se adapten al relieve, que duela alguna chinita que active el músculo... Como he dicho, el suelo liso no aporta nada. De hecho, el área rugosa de los pasos de peatones que sirve de guía para los ciegos se convierte en una zona gustosa para el estímulo de los pies, igual que las juntas entre las baldosas, las irregularidades de la acera, las raíces que levantan el asfalto, la arena, las distintas texturas del pavimento, las ciudades empedradas... Este calzado enriquece nuestros pies y nos ayuda a dejar de tratarlos como enfermos.

Por lo tanto, mi recomendación es no volverse loco. Hay que empezar por uno no muy caro que nos sirva para cubrir la mayor parte de nuestro día: trabajo, vida social y ocio. Con la suela fina, para que el pie sienta y trabaje, y en el que la anchura sea la misma o algo mayor que la del pie. Para otras actividades, lo vemos a continuación.

ALGO MÁS DE SUELA PARA MAYORES EXIGENCIAS

Hay personas que se encuentran tan a gusto con el calzado respetuoso que se emocionan y enseguida quieren hacerlo todo descalzas. Y otro grupo de gente que no está preparado ni para sacar al perro a dar un paseíto por el barrio. Tanto en uno como en otro caso, recomiendo zapatos o zapatillas con forma de pie, drop cero y suelas a partir de entre ocho milímetros y dos centímetros de grosor. Preferiblemente, sin amortiguación, para no generar inestabilidad, pero que absorban parte del impacto que un pie débil aún no puede asimilar. Esto nos permitirá dejar de deformar los dedos desde el primer momento y entrenar al gemelo y al Aquiles al ir sin elevación en el talón.

Para hacer grandes caminatas o incluso para los *runners* que deseen correr ya con zapatillas anchas sin drop, recomiendo practicar ejercicios de transición a calzado barefoot cuanto antes: dos semanas en las que alternaremos paseos cortos y largos, carreras suaves con algunas más intensas y ejercicios específicos de dedo gordo, estabilización del puente, movilidad de tobillo y fuerza de gemelos y sóleo.

Ejercicios de transición

Como hemos visto en capítulos anteriores, el dedo gordo es fundamental. Trabajar con elásticos y otros elementos su alineación y su fuerza me parece prioritario. Es el que estabiliza el pie y el que nos debe propulsar en cada paso, tanto si es corriendo como si es caminando o, sin duda, si debemos permanecer durante mucho tiempo estáticos de pie.

Que el arco interno cumpla su función también resulta importantísimo. Estadísticamente, vemos una prevalencia de pies con poco arco. Son puentes vagos, que no trabajan. Ya solo la correcta alineación del dedo gordo les ayuda, pero trabajar el ejercicio del *short foot* o ejercicios a la pata coja con elásticos que lo estimulen es fundamental.

Conviene medir y trabajar la correcta flexión dorsal de tobillo. Hay que tener en cuenta que casi el noventa y cinco por ciento de la población camina o hace deporte con zapatillas que llevan el talón elevado. Esto provoca que la musculatura posterior se acorte y que la flexión de tobillo se restrinja. Un tobillo que no flexiona bien no absorbe los impactos ni impulsa de forma correcta. Es prioritario trabajarlo y, sobre todo, medir la progresión: que ambos tobillos se comporten de manera simétrica. El calzado barefoot es plano y exigente y genera muchas agujetas en esta zona, en especial, en los primeros meses. Por eso, son importantes los ejercicios de movilidad y el entrenamiento de fuerza en todos sus rangos. No queremos lesiones por una mala adaptación.

Por otro lado, introduciría ejercicios sencillos como caminar de puntillas y de talones, técnica de carrera, pequeños saltos con dos y una pierna para acabar haciendo multisaltos potentes a una pierna. Siempre teniendo en cuenta el estado del usuario y sin ahorrarse ninguno de los pasos anteriores.

Hay que recordar que el pie se desarrolla según el estímulo que le hayamos dado. Si el pie viene de utilizar siempre calzado convencional, con grandes suelas, rígido y, además, con plantillas duras, los músculos, ligamentos y huesos del pie no habrán tenido que trabajar mucho nunca. Debemos ir con cabeza y apostar por un entrenamiento progresivo para que los músculos crezcan, el sistema nervioso esté muy activo y los huesos se vuelvan fuertes y resistentes.

Suelo advertir de que este proceso acarrea molestias puntuales en algún lugar del pie. Los primeros días es normal que duelan los talones, pero no hay que descartar que meses después de empezar a usar calzado barefoot aparezcan molestias sobre todo al levantarse de la cama. Hay que entender que el cuerpo aprovecha la noche para repararse. Conseguir estructuras fuertes y resistentes en los pies requiere de dosis de inflamación de la buena, como suelo decir: el cuerpo envía nutrientes y otras sustancias para reparar y construir pies sanos. Es el peaje de la salud que hay que pagar.

Para terminar, creo que es importante destacar que hay calzado respetuoso para toda actividad o evento al que deseemos asistir.

El bautizo de mi hija y los zapatos de su padre

Cuando se aproximaba el bautizo de mi quinta hija, yo llevaba tiempo usando calzado barefoot para todo. Mi pie tenía una longitud y una anchura que no toleraban ya las estrecheces. Así que me puse a buscar calzado elegante. He de decir que hoy en día hay mucho donde elegir. Cada mes que pasa descubro marcas nuevas, y suelen incluir calzado elegante tanto para hombres como para mujeres. Para ese evento conseguí encontrar uno de los modelos más cotizados de oferta en un portal *outlet* y los compré a mitad de precio. ¡Un chollo! No se trata de una marca barata, y la verdad es que lo vale. Ir a eventos con la sensación de ir descalzo es una experiencia única. Y allí que fui disfrazado de padre de la criatura y como si estuviera andando con los pies al aire. ¡Qué maravilla! Enseguida mis hermanos se percataron de mis zapatos y no faltaron las risas. El cerebro humano está hecho a ver calzado estrecho y aberrante como bonito, y ver el mío, tan ancho, les produjo un cortocircuito. Pero ¿quién aguanta mejor los eventos ahora y sin rozaduras ni molestias? Mucha gente se queja de que no hay zapato bonito. Porque asociamos lo bonito con lo estrecho. Eso, en el barefoot, no va a ocurrir: los zapatos siempre llevarán forma de pie, sin tacón. Es más fácil que cambien los cánones de la estética para que la gente deje de sufrir. Aun así, creo que se puede ir de manera puntual con zapato estrecho y taconazo a ciertos eventos. Sin embargo, animo a los lectores a atreverse a vestir respetuosamente en las fiestas y a disfrutar el doble del evento.

Existe cualquier calzado que podáis imaginar, desde sandalias finitas para el verano hasta botas altas de cuero; con membrana para evitar la humedad o acuático para montar en canoa; bailarinas con lacito o botas gruesas con borreguito para pasear por Noruega. Las marcas fabrican modelos para todo. Incluso para sanitarios y para cuerpos y fuerzas de seguridad del Estado. La clave reside en conocer los requerimientos y adaptarlos a las características del calzado respetuoso: ancho, plano, fino y flexible. Incluso existe calzado de seguridad con certificación para las actividades de riesgo y que no se te rompa un dedo si eres mozo de almacén.

PODOCHECK 13 ☑

Mantened un minuto de *skipping* sin que el talón toque el suelo. La idea es practicar carrera en el sitio, sin avanzar. El punto de contacto debe ser la parte delantera del pie.

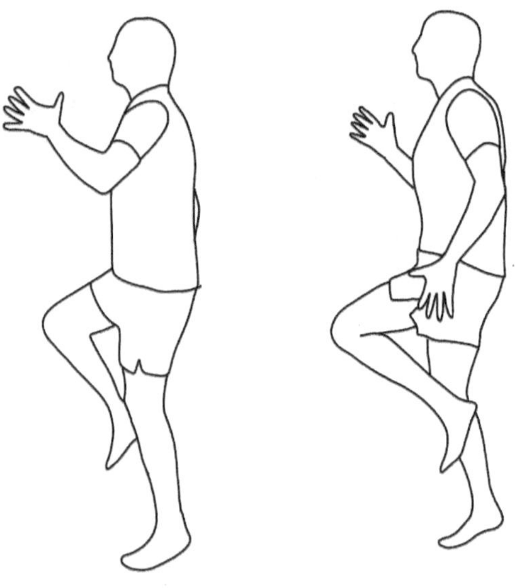

14
La verdadera salud está en los hábitos

Desde el momento de la concepción, nuestro ADN corre por nuestras venas. Nos impregna de todo aquello que nos caracteriza: ojos azules o marrones, pelo rubio o castaño, piel pálida o morena... También nos hace más o menos tercos, más o menos inteligentes, más o menos simpáticos... En el terreno físico, hay cosas que no podemos modificar, como es el color de los ojos o que seamos daltónicos. Sin embargo, hay aspectos en los que, pese a que existe una predisposición genética, podemos incidir a lo largo de la vida: si comemos bien creceremos más y mejor o seremos más o menos obesos, por ejemplo. En otros campos, como el psicológico, ocurre algo parecido: heredamos parte del carácter de nuestros padres, pero las vivencias de la niñez determinarán en mayor o menor medida nuestra forma de ser en el futuro. Por lo tanto, los hábitos de vida en nuestra infancia determinarán que seamos más o menos grandes y fuertes, más o menos resistentes ante la adversidad, más o menos avispados...

El fenómeno Kipchoge

Eliud Kipchoge fue el primer humano en bajar de dos horas en una maratón. Lo hizo en el circuito de Monza en 2019, bajo unas condiciones especiales por las que la Federación Internacional de Atletismo no pudo homologarle su marca. Aun así, pasó a la historia como uno de los mejores fondistas.

Kipchoge nació en Kenia, en la vasta extensión de tierra rojiza, y se crio en un entorno en el que correr era más que un deporte: se trataba de una forma de vida arraigada en la cultura local. Eliud emergió como una leyenda en el mundo del atletismo. Dotado de piernas largas y una determinación inquebrantable, personifica el espíritu de resistencia de su gente. Si bien la genética y las condiciones ambientales de África pueden haber contribuido a su éxito, son sus rasgos innatos, combinados con una ética de trabajo implacable, los que lo han llevado a la cima del *running* mundial.

De este caso se extrae la siguiente idea: «Somos lo que nacemos y cómo nos hacemos». Sobre la genética no podemos actuar. Son nuestros hábitos desde niños los que nos van determinando, y, sobre todo, muchas de las decisiones en la edad adulta son las que nos ayudan a ser mejores o peores o estar más o menos sanos.

Los niños dependen de sus padres. De que les enseñen buenas costumbres: acostarse lo suficientemente pronto para descansar, comer de todo, apuntarse a actividades deportivas... Si se inculcan determinadas rutinas en la infancia, las cosas resultan más fáciles en la etapa adulta, que es cuando debemos apostar por fortalecer los hábitos que nos ayudarán a rendir más en el día a día: a trabajar mejor, a estar más alegres, funcionar con menos dolores y lesiones...

Desde hace ya muchos años, divulgo en las redes sociales que los hábitos saludables curan más que muchos medicamentos. Y, sobre todo, previenen para no tener que llegar a tomarlos nunca. Recibo pacientes en la consulta con múltiples dolencias que pretenden que los cure con un simple masajito o unos estiramientos. ¡Eso es imposible! Me cuesta a veces la sesión entera explicarles que la solución no se encuentra solo en la camilla. Que deben mejorar sus rutinas: comer bien, entrenarse, caminar más a diario, exponerse al sol, funcionar sin calzado, dormir más... Muchos de ellos no me entienden, pero los que sí lo hacen y empiezan con pequeños cambios lo notan enseguida.

El caso de Gonzalo y sus malas costumbres

Gonzalo es un paciente que apareció en consulta hace pocas semanas arrastrado por sus amigos y familiares. Es una persona encantadora, pero no se cuida nada. En su entorno están todos preocupados por él porque sufre sobrepeso y mucho estrés y porque le dio un infarto unos meses atrás. ¡No tiene ni cincuenta años! Vino, sobre todo, por una fascitis que no le permitía ni andar. Siendo ese el menor de sus problemas, fue el detonante para que empezase a cuidarse. ¡Bendita fascitis! Comenzó a entrenarse con un fisio de mi equipo, en combinación con trabajo de camilla. Ya va mejorando, y también se ha puesto en manos de la nutricionista. Y ha empezado a intentar gestionar mejor su estrés con la psicóloga. Poco a poco, está tomando las riendas de su salud, porque se tenía completamente abandonado.

Con respecto a los pies, Gonzalo ha comenzado a funcionar descalzo en casa y a entrenar esos dedos. La funcionalidad del pie volverá y el dolor desaparecerá. La carga genética del paciente es la que es, y eso no podemos modificarlo. Pero todas esas pequeñas cosas que está cambiando le ayudarán a minimizar sus deficiencias genéticas y a maximizar sus virtudes.

Es muy frecuente que la gente engorde en vacaciones. Durante el resto del año, la rutina del trabajo hace que nos cueste menos cuidarnos. Sin embargo, llegan los días libres y comemos peor y estamos más vagos. Y no solo eso: cuando volvemos a la rutina, nos cuesta arrancar.

En verano intento seguir cuidándome, pero no con la misma disciplina. Cambio de actividad deportiva y no vigilo tanto la comida. Aunque no engordo, sí bajo algo de masa muscular, pues no practico entrenamiento de fuerza en agosto. Arrancar en septiembre de nuevo cuesta muchísimo: el cuerpo parece sin ganas, está más cansado. Y lo mismo ocurre a la inversa: cuando estamos un mes comiendo bien, durmiendo mejor y entrenándonos duro, nos sentimos con una vitalidad increíble. ¡La salud tiende a llamar a la salud!

Generamos el hábito y cada vez cuesta menos. Esa sensación de bienestar es maravillosa. Como que te quieres comer el mundo. Además, numerosos dolores desaparecen o disminuyen de manera considerable: la espalda, tras ocho horas de oficina, deja de doler; los bebés ya no pesan tanto, dormir por la noche es más fácil y estamos de mejor humor. Tenemos más músculo para sujetar el esqueleto y soportar las actividades de la vida diaria. Tenemos menos grasa, que solo lastra y ralentiza múltiples reacciones metabólicas. Tenemos menos exceso de azúcar en sangre y, por lo tanto, menos picos de insulina. El corazón bombea mejor y se fatiga menos. Los pulmones extraen más oxígeno de cada bocanada. Y un largo etcétera. ¡Los hábitos saludables te preparan para la vida!

El caso de Demetrio el gruñón

Demetrio era un compañero de trabajo con un carácter complicado. Todo lo alteraba, y ante cualquier contradicción montaba la mundial. Era difícil el trato con él, daba hasta miedo llevarle la contraria o intentar discutir amigablemente puntos de vista distintos. Creo que ese carácter agrio y exaltado era un reflejo de sus malos hábitos. Vivía con un nivel de cortisol siempre alto. Como sabéis, el cortisol es la hormona del estrés; este puede ser bueno en algunas ocasiones, pero, cuando está elevado de forma permanente, resulta muy dañino y a la mínima se desborda el vaso. Demetrio no hacía ejercicio, fumaba, comía mal, bebía y, sobre todo, dormía en el sofá de su casa con la televisión encendida hasta altas horas de la noche. ¡Era imposible que su nivel de cortisol bajara mínimamente! Por eso se enfadaba tanto. Porque su vaso de cortisol estaba al límite.

En el apasionante mundo del calzado descalzo, mucha gente empieza a tomar conciencia de todo lo que estamos viendo en el libro. Descubrir que hemos sido engañados por las distintas industrias y mercados que nos rodean nos hace abrir los ojos: si nos han engañado con el calzado, ¿qué más cosas nos habrán querido vender? Nos han colocado un calzado amortiguado o excesivamente duro como sano, cuando es el principal *atrofiador* de pies del planeta. Por lo tanto, ¿de verdad comer huevos es tan malo para el colesterol? Ya se ha comprobado que no. De la misma manera, el reposo para curar una lumbalgia carece de sentido, como se evidencia en numerosos estudios. En cuanto a la industria de productos *light* con colores rosas, se asocia a productos más sanos; sin embargo, suelen carecer de grasas buenas y, además, abusan de los edulcorantes, que ya se ha observado que son perjudiciales para la flora intestinal. Por no hablar de los alimentos con etiqueta ECO... Habrá propuestas sanas, pero también nos venden el azúcar con dicha etiqueta como si pudiésemos tomar un paquete entero a cucharadas. Por cierto, ¿es tan malo el sol como nos lo pintan? El déficit de vitamina D está asociado a numerosas enfermedades y síndromes. Igual la industria busca más bien productos que les aporten dinero frente a que nos expongamos más al aire libre de manera gratuita. ¿Y qué ocurre con la carne? El ser humano es omnívoro por naturaleza y cierta corriente insiste en que la carne roja es mala para la salud... ¡Con lo rica que es en proteína y calcio! Y así pasa con un montón de cosas que nos hace plantearnos la salud real.

En mi clínica, Clínica Improve, tenemos unas pulseras de *merchandising* con el logotipo de la empresa por un lado y, en el opuesto, unos dibujitos que se identifican con los hábitos saludables más importantes que deberíamos practicar a diario:

- Una mancuerna, que hace referencia al deporte. Más en concreto, al entrenamiento de fuerza, que no debe faltar en ninguna persona. El músculo es el principal protector de nuestro esqueleto y el que asegura una correcta composición corporal. Esta implica que, metabólicamente, funcionemos mejor: compramos menos papeletas para sufrir un problema autoinmune, un problema de corazón u otra enfermedad grave.
- Unas zetas *(Zzz),* que indican que el sueño es una pieza clave de nuestra salud. El ser humano tiene que descansar para repararse. Es el momento en el que nos apagamos para que internamente todo funcione mejor. Si no dormimos, lo que va mal empeorará y nos hará enfermar. Por eso, tender a las ocho horas diarias de sueño reparador es un buen objetivo.

— Una manzana, que nos llama a una alimentación saludable, basada en comida real y libre de ultraprocesados. A ser posible, con alimentos de temporada y sin tóxicos, pesticidas ni hormonas. Bien cocinados y que aporten nutrientes de acuerdo con los requerimientos metabólicos de cada individuo.
— Un pie, que nos señala que es la estructura en contacto con la tierra. Los cimientos defectuosos provocan grietas y fisuras en el resto del cuerpo. Creo que, a estas alturas del libro, ya no queda ninguna duda de su importancia. Un pie anatómicamente perfecto, sano, musculado, ágil, móvil, estable... solo se puede conseguir si se trabaja descalzo a diario.
— Un sol maravilloso. Es fuente de vida, de calor, de luz... El reino vegetal y el animal necesitan el sol. Su carencia enferma y disminuye el ánimo. No lo demonicemos por los cánceres. Usemos las protecciones debidas para evitar una exposición excesiva. Pero vivamos más al aire libre. A ser posible, en la naturaleza.
— Una carita sonriente, que indica que hay que estar alegres. Ser positivos ante la vida. Cierto es que, en parte, esa actitud depende de otros factores, pero, incluso ante la adversidad, estar animados ayuda a salir adelante. Si cuidamos todo lo demás, será más fácil.
— Un corazón. La capacidad de querer del hombre es lo que nos hace únicos. Dios nos creó por amor y para amar. Estamos aquí para querer mucho y ser queridos. «Ama y haz lo que quieras», decía San Agustín. Lo tengo muy presente en mi cabeza. Suena utópico que todo

el mundo funcione con esa frase grabada. Si amas a tu prójimo, siempre querrás su bien. Si todos funcionáramos así, ¡qué maravilla de planeta!

Existen más hábitos que hay que practicar o que pueden incluirse entre los anteriores: no abusar de las pantallas, pasear por la naturaleza, evitar poblaciones muy contaminadas, trabajar sobre el estrés diario en la oficina, huir de las personas tóxicas (es una manera de quererlas), utilizar jabones y cosméticos naturales, vestir prendas sin tintes irritantes, alejarse de radiaciones de todo tipo... Creo que, sin caer en el histerismo, todos podemos mejorar algunas cosas que nos ayudarán a estar más sanos. Los seres humanos somos sociales por naturaleza, y los avances tecnológicos nos han hecho llegar adonde estamos. Cada vez vivimos más, así que lo que nos rodea tampoco será tan malo. Por eso debemos huir de los extremos que nos dicen que hay que vivir en una cabaña de madera en las montañas y no tener nada moderno cerca. En fin, el sentido común es otro hábito que hay que tener muy presente.

Los pies son los cimientos de nuestra existencia y nuestro bienestar. Desde el simple acto de caminar hasta la realización de actividades físicas más exigentes, cada paso que damos refleja la salud y la vitalidad de nuestros pies. Al abrazar la filosofía del calzado barefoot y el entrenamiento descalzo, abrimos la puerta a una nueva comprensión de la importancia del pie en todos los aspectos de la vida. Más allá de la actividad física, la salud del pie influye en nuestra postura, nuestro equilibrio y nuestra movilidad, al impactar directamente en la calidad de vida y el bienestar general. Al fortalecer los músculos y las estructuras de los pies, cultivamos una base sólida para un cuerpo más resistente. Esta renovada conexión con los pies nos invita a redescubrir la alegría y la libertad de movernos con gracia y fluidez en el mundo que nos rodea. En última instancia, al honrar la salud de nuestros pies, nutrimos no solo nuestro cuerpo, sino también nuestra mente y espíritu, lo que nos permite caminar por la vida con pasión y propósitos renovados.

Podocheck 14 ☑

Saltad diez veces a la pata coja sobre la misma pierna sin caeros. Comenzamos saltando con la pierna derecha y *recepcionamos* con la misma pierna. Antes de volver a saltar, debemos mantener el equilibrio durante tres segundos. Repetimos con la izquierda. Está prohibido tocar el suelo con la pierna que no trabaja.

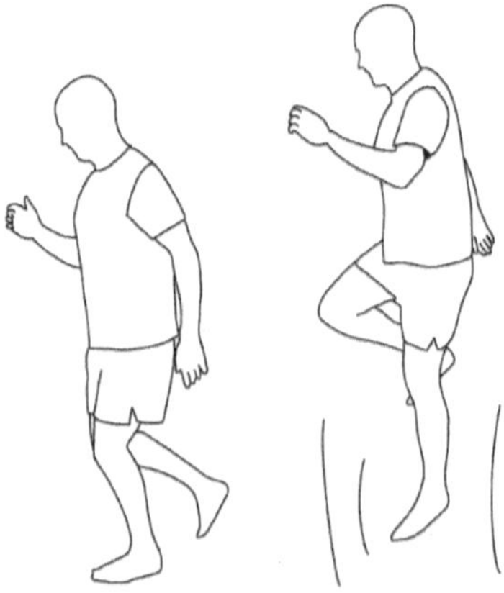

Epílogo

El pie ha sido un descubrimiento en mi profesión, y creo que, desde él, estamos mejorando mucho la calidad de vida de las personas. Encerrarlo en calzados que no respetan su anatomía y su función ha sido uno de los mayores errores que ha cometido la humanidad, al primar la estética por encima de todo. Los pies enfermos provocan personas con lesiones y con peor salud y estado de ánimo. ¡Si los cimientos fallan, el edificio se viene abajo!

Tradicionalmente se ha actuado sobre el pie encerrado en el zapato. Es decir, está consensuado que, si tenemos un problema, lo recomendable son las plantillas para corregir lo que funciona mal dentro de los zapatos del paciente. Es una vía válida, pero que a mí dejó de gustarme hace años porque creo que no persigue la verdadera salud: la plantilla minimiza el daño que el zapato produce. Sin embargo, muchos pies no ganan fuerza y movilidad por llevar la plantilla, sino todo lo contrario: se suelen debilitar más, aunque, con los soportes adecuados, no molestan o sufren menos. En algunos de estos casos, los pacientes no son capaces de caminar descalzos por su casa y, mucho menos, por la playa. ¿Están realmente más sanos atados de por vida a las plantillas?

Yo me inclino por el método que utilizo en el resto del cuerpo: el entrenamiento. Descubrir que la salud del pie se puede restaurar ha sido una experiencia maravillosa. No solo se puede entrenar descalzo, sino que se puede ¡entrenar el pie! Si un pie hace algo mal, es posible trabajarlo para que lo haga bien. Pero esto únicamente funciona si se utilizan zapatos adecuados: barefoot o calzado respetuoso. La verdadera salud se consigue devolviendo al pie su esencia: ser pie y no muñón. Porque el pie siente, adapta, amortigua, impulsa, corrige, transmite, conecta, sustenta y un largo etcétera de funciones que no puede desempeñar encerrado y deformado.

Llevo años divulgando acerca de los hábitos saludables como la mejor medicina preventiva y curativa. Gracias a ellos, mucha gente vivirá más sana, y, gracias a ellos, mucha gente enferma mejorará la salud. Incluir los pies en esta categoría de hábitos saludables es clave. Entender que un simple juanete no es solo un problema estético resulta clave. ¡Hasta un dedo meñique del pie puede estar provocando problemas en la cadera o la columna!

En mi condición de creyente, no quiero dejar de mencionar dos cosas: que el cuerpo es sagrado y que cuidar el terreno espiritual es fundamental para ser feliz. Somos cuerpo y alma. No los podemos separar. Maltratar el cuerpo con hábitos negativos nos hace más infelices porque nos aleja de nuestra naturaleza humana. Al mismo tiempo, pasarse por el excesivo cuidado, sobre todo estético, nos lleva a obsesionarnos y caer en un componente intensamente materialista. La persona dejada, descuidada y abandonada debe esmerarse en cuidarse más. La gente vigoréxica, vanidosa y narcisista quizá tenga que atender más a otras dimensiones. Todos podemos pecar en una u otra dirección, y el equilibrio debe encontrarlo cada uno.

AGRADECIMIENTOS

Gracias a Dios, en primer lugar, por todo lo bueno que ha puesto en mi vida. Gracias a mi mujer, a mis hijos, mis padres, mis hermanos, suegros, cuñados y tantos otros familiares y amigos que han hecho que yo sea el que soy.

Gracias a Cristina Pedroche: sin ella, este libro nunca habría salido a la luz. Ella entendió la importancia de los pies en su propio cuerpo y quiso ser luz para mucha gente a través de sus redes y de los medios de comunicación. Gracias, gracias, gracias, Cris.

Gracias a Cristina Mitre por su pódcasts. Mucha gente ha salido de Matrix por su divulgación.

Gracias, Arancha, gerente de Improve, por tu entrega diaria.

Gracias al resto del equipo de Improve: Cristina, Sergio, Alba, Almu, Álvaro, Ana, Charlotte, David, Gonzalo, María, Isabel, Zara, Natalia, Jero, Raquel, Pablo y Óscar. ¡Los mejores!

Gracias a tantos y tantos pacientes y seguidores en redes sociales que han depositado su confianza en mí y en mi gran equipo de profesionales.

Gracias, Neus y Rubens, por vuestra labor. Aprendo a diario de vosotros y es un lujo teneros cerca.

www.ingramcontent.com/pod-product-compliance
Lightning Source LLC
LaVergne TN
LVHW091047080826
845145LV00002B/654

* 9 7 8 8 4 1 0 6 4 0 7 4 0 *